Palliative Mundpflege
Linderung von Mundtrockenheit

Eine Handreichung für Pflegepersonen und betreuende Angehörige

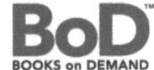

Sabine Wöger

Palliative Mundpflege
Linderung von Mundtrockenheit

Eine Handreichung für Pflegepersonen und betreuende Angehörige

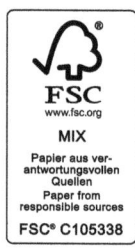

© 2020 Sabine Wöger

Illustration: Sabine Wöger

Veröffentlichung: Wolfgang Wöger

Herstellung und Verlag: BoD – Books on Demand, Norderstedt

ISBN: 978-3-7504-3584-1

Ein Wort zuvor ...

Geschätzte Leserinnen und Leser!

Pflegepersonen im Kontext von Palliative Care haben es mit einer Fülle an Problemstellungen im Bereich des Mundes und der Lippen zu tun: Mundschleimhautentzündungen, Aphten, Ulzera, Soorbefall, Rhagaden usw. Zu all diesen Krankheitsbildern gibt es bereits genügend und evidenzbasierte Fachliteratur.

Die Mundtrockenheit ist ein besonders häufig auftretendes Symptom mit vielfachen Ursachen. Vor allem stellt es für geriatrische Patientinnen und Patienten ein hauptsächliches Problem dar, wodurch die Betroffenen erhebliche Einbußen in ihrer Lebensqualität erfahren. Im Zuge von Mundatmung tritt es nahezu durchwegs bei sterbenden Menschen auf. Insbesondere den ständigen Drang, die Schleimhäute von Mund und Lippen zu befeuchten, um das Durstgefühl zu löschen, erleben die Leidtragenden als unangenehm und kraftraubend. Zudem sind bei einem trockenen Mund das Sprechen, das Kauen und das Schlucken erschwert.

Der Dialog mit den Pflegekräften in geriatrischen Einrichtungen verdeutlicht, wie wenig Zeit und Energie sie für das Orten und Lesen von Fachliteratur aufbringen können. Aktuell benötigen die Pflegenden angesichts der knappen Personal- und Zeitressourcen ihre gesamte Kraft für die umsorgende Pflege und Begleitung der ihnen anvertrauten Menschen, zu denen sie darüber hinaus herzliche Beziehungen pflegen. Pflegekräfte müssen Prioritäten setzen, um die dringlichsten Bedürfnisse der Bewohnerinnen und Bewohner in einem Alten- und Pflegeheim erfüllen zu können. Im Rahmen von Weiterbildungen und wenn Fallsequenzen aus dem Praxisfeld besprochen werden, erkundigen sich Pflegekräfte nach jenen Maßnahmen, die leicht durchführbar, wenig zeitaufwendig und dennoch sehr wirksam sind, ohne dabei in der Fülle der Möglichkeiten unterzugehen.

Mein Anspruch liegt daher darin, Pflegepersonen und betreuenden Angehörigen eine Handreichung mit einfachen Maßnahmen gegen Mundtrockenheit zur Verfügung zu stellen.

Gemäß GuKG-Novelle 2016 trägt der gehobene Dienst für Gesundheits- und Krankenpflege *„[…] durch gesundheitsfördernde, präventive, kurative, […] sowie palliative Kompetenzen zur Förderung und Aufrechterhaltung der Gesundheit, zur Unterstützung des Heilungsprozesses, zur Linderung und Bewältigung von gesundheitlicher Beeinträchtigung sowie zur Aufrechterhaltung der höchstmöglichen Lebensqualität aus pflegerischer Sicht bei"* (GuKG-Novelle 2016, § 12 (2)). Darüber hinaus zählt die Komplementärpflege zu den Kernkompetenzen für Angehörige dieses Berufsbildes (ebd., § 14 (2), Pkt. 15). Diplomierte Pflegepersonen können *„Aufgaben und Tätigkeiten in verschiedenen Pflege- und Behandlungssituationen bei Menschen aller Altersstufen in mobilen, ambulanten, teilstationären und stationären Versorgungsformen"* an Pflegeassistenzberufe[1] übertragen (GuKG-Novelle 2016, § 82 (2)). Eine Wohlfühlpflege mit präventivem Charakter ist im Kontext von Palliative Care zudem bedeutsam.

Die Bearbeitung des Themas ‚Palliative Pflege bei Mundtrockenheit' orientiert sich an den folgenden Zielsetzungen:

- Nennung von Pflegemaßnahmen im Rahmen des gesetzlich erlaubten Kompetenzbereiches gemäß GuKG-Novelle 2016, z. B. das Anfeuchten der Raumluft oder die Pflege der Lippen mit einem Pflanzenmazerat (Ölauszüge aus Pflanzenteilen),

- Nennung von Pflegemaßnahmen, die das subjektive Wohlgefühl der Erkrankten heben und ebenso Sekundärerkrankungen vorbeugen, z. B. beugt die Anwendung von Manukahonig einer Mundschleimhautentzündung vor,

- Nennung von komplementären Pflegemaßnahmen, z. B. Aromapflege,

- Praktikabilität in der Umsetzung.

Ich hoffe den Leser*innen dieses Büchleins eine hilfreiche Handreichung zur Linderung von Mundtrockenheit zur Verfügung stellen zu können.

Sabine Nöger

---

[1] Zu den Pflegeassistenzberufen gehören die ‚Pflegeassistenz' und die ‚Pflegefachassistenz' (GuKG-Novelle 2016, § 82 (1)).

Inhaltsverzeichnis

Mund und Nase: anatomisch-physiologische Grundlagen

Dieses Kapitel informiert über die Anatomie und Physiologie der organischen Strukturen von Mundhöhle und Nase.

Mundhöhle

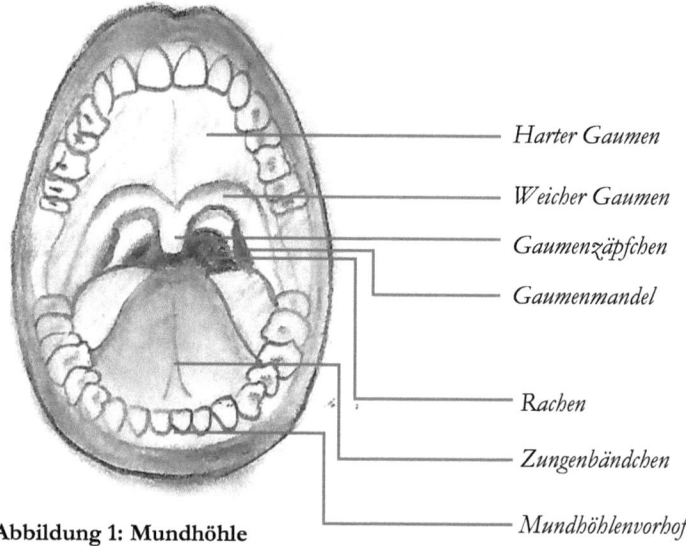

Harter Gaumen

Weicher Gaumen

Gaumenzäpfchen

Gaumenmandel

Rachen

Zungenbändchen

Abbildung 1: Mundhöhle   Mundhöhlenvorhof

Die Mundhöhle besteht aus zwei Höhlen: dem „Mundhöhlenvorhof" und der „Mundhöhle". Der Mundhöhlenvorhof ist der Raum zwischen den Wangen, den Lippen und den Zähnen. Der Raum innerhalb der Zähne bildet die Mundhöhle. Diese wird an ihrer Oberseite durch den harten und weichen Gaumen begrenzt, unten durch die Zungenunterseite und durch die Mundbodenmuskulatur. Die Zahnreihen des Ober- und Unterkiefers bilden die seitliche Begrenzung der Mundhöhle. Die hintere Begrenzung markiert der Rachen, die vordere Begrenzung ergibt sich durch die Schneide- und Eckzähne.

Beim Blick in den weit geöffneten Mund und bei herabgedrückter Zunge sind zwei bogenförmige und nach unten verlaufende Schleimhautfalten zu sehen: der „vordere Gaumenbogen", auch „Gaumen-Zungen-Bogen" genannt, und der „hintere Gaumenbogen", auch „Gaumen-Rachen-Bogen" genannt. Die Gaumenbögen sind von verschieblicher Mundschleimhaut bedeckt und können bei Entzündungen anschwellen. Die dadurch entstehende Schlundenge verursacht Schluckbeschwerden.

Der Verdauungsvorgang beginnt in der Mundhöhle

Der Verdauungstrakt, auch „Gastrointestinaltrakt" genannt, ist mit einem langen Rohr vergleichbar, das von der Mundhöhle bis zum After reicht. In der Mundhöhle wird die aufgenommene Nahrung mechanisch zerkleinert und durch den Speichel gleitfähig gemacht. Eine intakte, reizlose und schmerzfreie Mund- und Lippenschleimhaut und ein unbeschwertes Kauen bilden die Voraussetzung für den weiteren Verdauungsvorgang, etwa die Aufspaltung von Kohlenhydraten in seine Zuckerbausteine durch das Enzym „Ptyalin". Je intensiver Nahrung gekaut wird, desto mehr Speichel kann sie aufnehmen und umso eher kann die Aufnahme von Nährstoffen, Vitaminen, Mineralstoffen und Flüssigkeiten in das Blut- oder Lymphsystem erfolgen. Im gesunden Zustand weist die Mundschleimhaut zudem eine rosa Färbung auf.

Mundhöhlenschleimhaut

Die Mundhöhle ist mit einer Schleimhaut, „Tunica mucosa oris", ausgekleidet. An den Lippen ist sie verschiebbar, nicht jedoch am Kiefer oder am Gaumen.

Sie besteht aus drei Schichten:

Ein mehrschichtiges und etwa 0,1 bis 0,5 Millimeter dickes Plattenepithel bildet die oberste Schicht, die an den mechanisch stark beanspruchten Stellen, das sind der Zungenrücken, das Zahnfleisch und der harte Gaumen, leicht verhornt ist. Ansonsten ist die zellteilungsaktive Mundschleimhaut empfindlich und leicht verletzbar. Die zweite Schicht unterhalb des Plattenepithels ist die „Eigenschicht" („Lamina propria"), die aus Bindegewebe besteht und feine Blutgefäße und Abwehrzellen enthält. Die Speicheldrüsen sind in die unterste

und lockere Schicht eingebettet, „Tela submucosa". Sie besteht aus Bindegewebe, Blutgefäßen, einem vegetativen Nervengeflecht und ist reich an Drüsen.

Die Mundschleimhaut enthält Sinnesrezeptoren für das Tast-, Schmerz- und
Temperaturempfinden. Sie beherbergt etwa 1.000 Mikroorganismen, beispielsweise den Hefepilz „Candida albicans". Wo die Mundschleimhaut mit der
Knochenhaut verwachsen ist, das ist an den Zahnfortsätzen von Ober- und
Unterkiefer der Fall, spricht man vom „Zahnfleisch", „Gingiva". Durch das
Sezernieren von Speichel ist die Mundschleimhaut für die Abwehr von Krankheitserregern bedeutsam. Ist die Mundschleimhaut von Krankheitserregern
befallen, spricht man von „Stomatitis" oder einer „oralen Mucositis". Die Entzündung des Zahnfleisches wird als „Gingivitis" bezeichnet. Bei einer
schmerzhaften Beschädigung der Mundschleimhaut handelt es sich um eine
„Aphthe", zu Deutsch „Schwämmchen".

Zunge und Geschmackssinn

Die Zunge ist für das Kauen und Schlucken, für das Schmecken und Tasten
sowie für die Lautbildung bedeutsam. Die außergewöhnlich hohe Beweglichkeit der Zunge ergibt sich durch die Anordnung der Muskelfasern, die von
vorne nach hinten, von den Rändern zur Mitte und von oben nach unten ziehen. Die Zunge ist der einzige quer gestreifte Muskel im Körper, der sich aktiv
verlängern kann. Die Zungenspitze bildet den berührungsempfindlichsten Teil
im menschlichen Körper.

Die Zungenwurzel, der hintere Zungenteil, ist mit dem Mundboden verwachsen. Der restliche Teil der Zunge ist frei beweglich und setzt sich aus dem
Zungenkörper und der -spitze zusammen. Das Zungenbändchen, es liegt
mittig an der Zungenunterseite, fixiert die Zunge am Mundboden. Wo das
Zungenbändchen zum Mundboden übergeht, münden rechts und links davon
die Ausführungsgänge der beiden Unterkieferspeicheldrüsen. Am Zungenrücken, das ist die Oberseite der Zunge, und an den Zungenrändern liegen die
„Papillen". Diese zahlreichen warzenförmigen Erhebungen in der Schleimhaut
bilden die charakteristische raue Oberfläche der Zunge. Es gibt vier Arten von
Papillen, die nach ihrer Form benannt sind: Pilz-, Blatt-, Wall- und Fadenpapil-
len. Nur Letztere sind frei von Geschmacksknospen.

Die Geschmackswahrnehmung erfolgt über die Geschmacksknospen, die als Chemosensoren fungieren. Etwa 10.000 Geschmacksknospen liegen in der Zunge. Weitere 2.500 liegen im Rachen. Mit ihnen werden die Geschmacksrichtungen ‚bitter‘, ‚süß‘, ‚salzig‘, ‚sauer‘, ‚umami‘ und ‚fett‘ wahrgenommen. Umami wurde von japanischen Forschern entdeckt und bedeutet „fleischig“, „herzhaft“, „wohlschmeckend“. Es wird durch Aminosäuren wie Glutamat[2] oder Aspartat[3] hervorgerufen. Ein fettiger Geschmack entsteht durch bestimmte Fettsäuren, etwa durch die Linolsäure.

Forschende gehen davon aus, dass nicht nur die einzelnen Geschmacksrichtungen das wahrgenommene Aroma beeinflussen. Vielmehr spielt die Wahrnehmung von Textur, Temperatur, Adstringenz („raues“, „pelziges“ Mundgefühl), Spritzigkeit, Reizung, z. B. das brennende Gefühl beim Verzehr von Meerrettich, und von weiteren visuellen und auditiven Reizen eine Rolle. Hierbei ist die gustatorische (geschmackliche) Wahrnehmung durch den „Nervus facialis“ und durch den „Nervus glossopharyngeus“, die olfaktorische (den Geruch betreffend) Wahrnehmung durch den „Nervus olfactorius“ und durch den „Nervus trigeminus“ bedeutsam.

Zentral für das Erfahren und Beurteilen von Aromen ist ebenso der Geruchssinn. Damit die Duftstoffmoleküle die olfaktorischen Sinneszellen erreichen können, müssen sie durch die proteinhaltige Schleimschicht der Nase diffundieren können, weshalb auch die Pflege der Nase bedeutsam ist (Knecht et al., 1999, S. 1039; Ludwig & Schuler, 2018).

Werden die Wärme- und Schmerzrezeptoren der Mundschleimhaut gereizt, empfinden wir dies als ‚scharf‘. Reflektorisch kommt es zu einer gesteigerten Durchblutung und zu einer Erwärmung des Gewebes. ‚Scharf‘ ist jedoch keine gustatorische Sinnesqualität wie etwa süß oder sauer. Zudem ist die tatsächliche Temperatur von Speisen nicht für die Wahrnehmung von Schärfe verant-

---

[2] Glutamate sind Ester und Salze der Glutaminsäure.
[3] Aspartat ist eine proteinogene Aminosäure.

wortlich, weshalb auch kalte scharfe Speisen als heiß empfunden werden. Je heißer eine Speise gegessen wird, desto schärfer wird sie wahrgenommen.

Geschmacksknospe

Eine Geschmacksknospe ist ein zwiebelartiges Gebilde mit ungefähr 20–30 Sinneszellen. Ihre Öffnung wird „Geschmacksporus" genannt und befindet sich in der Schleimhautoberfläche der Zunge. In den Porus ragen die Härchen der Sinneszellen, die mit dem Geschmacksnerv verbunden sind.

Mehrere Hirnnerven übermitteln die Geschmacksinformationen an das Gehirn, wo sie entsprechend interpretiert werden.

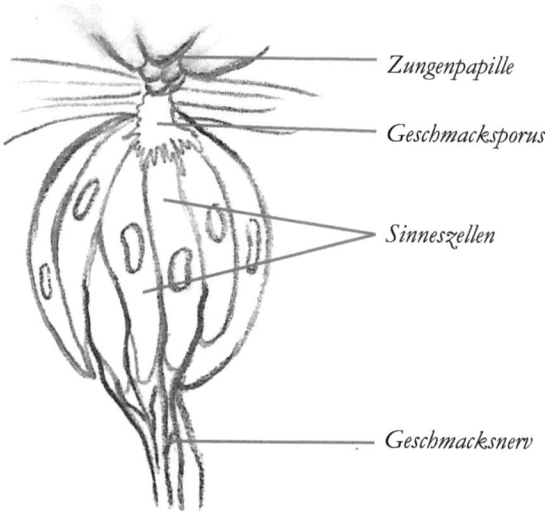

Zungenpapille

Geschmacksporus

Sinneszellen

Geschmacksnerv

Abbildung 2: Geschmacksknospe

Speicheldrüsen und Speichel

Der Speichelfluss wird durch die muskuläre Aktivität der Lippen, Wangen und Zunge unterstützt und ist ein wichtiger Reinigungsmechanismus für die Mundhöhle. Pro Tag werden etwa 1 bis 2,5 Gramm Bakterien aus der Mundhöhle durch Verschlucken eliminiert (Ruhl, 2008). Stimuliert werden die Speicheldrüsen über das Kauen von Nahrung sowie auf chemisch-olfaktorischem und neuronalem Wege.

Die Speicheldrüsen liegen außerhalb der Mundhöhle und lassen ihr Sekret über Ausführungsgänge in die Mundhöhle einströmen. Drei große paarige Drüsen, „Glandulae salivariae majores", produzieren 95 % der Speicheltagesmenge, die gemäß Schätzungen von 0,7 bis 1,5 Liter reichen.

Die größte Speicheldrüse des Menschen ist die *Ohrspeicheldrüse*, „Glandula parotis", kurz „Parotis". Eine Drüse wiegt 20 bis 30 Gramm und liegt größtenteils in der „Parotisloge", die sich am Übergang vom Kopf zum Hals befindet. Durch diese Struktur hindurch verlaufen ebenso der Gesichtsnerv, die äußere Halsschlagader, die Schläfenarterie, der große Ohrnerv und die Kieferschlagader. Die Ausführungsgänge der beiden Ohrspeicheldrüsen liegen in den Backenmuskeln, etwa oberhalb der Backenzähne, und entlang der Kaumuskulatur. Die Drüsen selbst liegen vor und unter den Ohren. Es handelt sich dabei um seröse Drüsen, die flüssigen Speichel produzieren.

Die *Unterkieferspeicheldrüsen*, „Glandulae submandibularis", liegen unterhalb der Mundbodenmuskulatur und an der Innenseite des Unterkiefers. Ihr Ausführungsgang mündet unter der Zunge. Mehrere kleinere Ausführungsgänge münden ebenfalls im Bereich des Zungenbändchens in die Mundhöhle.

Zu den kleinen Speicheldrüsen, „Glandulae salivariae minores", zählen die *Gaumen-, Wangen-, Lippen-* und die *Zungendrüsen*. Im Bereich der Zungenspitze liegt unter der Schleimhaut eine kleine Speicheldrüse, die *Zungenspitzendrüse*.

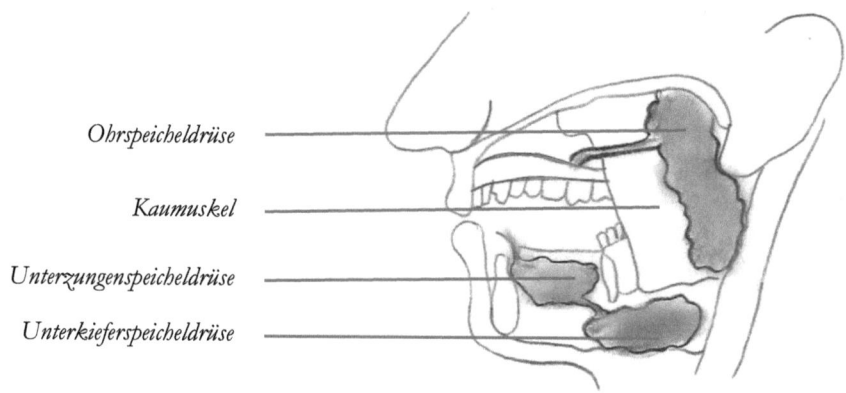

Ohrspeicheldrüse

Kaumuskel

Unterzungenspeicheldrüse

Unterkieferspeicheldrüse

Abbildung 3: Speicheldrüsen

Speicheldrüsenentzündung

Bei einer Speicheldrüsenentzündung dringen Bakterien aus der Mundhöhle in die Ausführungsgänge der Speicheldrüsen ein und lösen Entzündungen aus. Besonders gefährdet sind Menschen mit einer Immunschwäche bzw. jene, die sich in einem schlechten Allgemeinzustand befinden (Lippert, 2003, S. 616).

Speichel – das Sekret der Speicheldrüsen

Das Wachstum einer gesunden Bakterienflora im Mund wird durch Speichel begünstigt (Sitzmann, 2009). Speichel ist ein wässriges und exokrines Sekret. Zu 99 % besteht Speichel aus Wasser. Die anderen Inhaltsstoffe erfüllen viele Aufgaben:

◊   Befeuchtung, sog. „Lubrikation", der Mundhöhle,

◊   Verflüssigung und Verbesserung der Gleitfähigkeit eines Bissens,

◊   Vorverdauung von Kohlenhydraten durch Amylase[4],

◊   Vorverdauung von Fetten durch Lipase[5],

---

[4] Amylase ist ein Verdauungsenzym und dient dem Abbau von Stärke und Glykogen.

16

◊ Geschmacksvermittlung durch Lösung von Aromen,

◊ Neutralisierung von Magensäure und Spülung des distalen Ösophagus (unterer Abschnitt der Speiseröhre),

◊ Immunisierung durch die antibakterielle Wirkung von Lysozym,

◊ Aufrechterhaltung einer residenten Mundflora,

◊ Schutz und Reparatur der Mundschleimhaut,

◊ Schutz des Zahnmaterials vor Demineralisation,

◊ Karieshemmung durch Reinigung und Säurenneutralisation,

◊ Neutralisation von Toxinen,

◊ Pufferung von Nahrungsmittelsäuren,

◊ Schutz und Remineralisation der Zahnsubstanz

(Brever, 2015, S. 88–89; Lippert, 2003, S. 613–614; Menche, 2003, S. 294–298; Sobotta, 2007, S. 268–270; Tomia & Dörner, 2009, S. 28).

---

[5] Lipase ist ein Verdauungsenzym und dient der Spaltung von Fetten. Dadurch wird deren Aufnahme aus dem Darm in den Stoffwechsel ermöglicht.

Der Riechvorgang

Die Perzeption der Geruchsreize erfolgt über das von der Siebbeinplatte gebildete Dach der Nasenhöhle und über die Riechschleimhaut mit ihren Riechzellen. Diese Strukturen verbinden sich zum Riechnerv, „Nervus olfactorius", das ist der erste Hirnnerv. Der Riechnerv steigt durch die Siebbeinplatte in die vordere Schädelgrube auf und leitet Gerüche an das Riechhirn weiter. Zahlreiche kleine Schleimdrüsen überziehen das Riechepithel und binden die Riechstoffmoleküle an spezielle Rezeptormoleküle der Zilienmembran. Die dadurch in Gang gesetzte Signalkaskade führt zu einer Weiterleitung von Aktionspotenzialen zum „Riechkolben", ein vorgelagerter und ovaler Teil des Großhirns und dem Riechhirn zugehörig. Seine Aufgaben liegen in der differenzierten Wahrnehmung der eingehenden Reize, um die Gefährlichkeit bzw. Ungefährlichkeit von Gerüchen zu erkennen. Stechende und ätzende Gerüche oder die Fäulnisbase Cadaverin lösen Abwehrreaktionen aus (Menche, 2003, S. 17–18; Kenhub, 2019).

Oligosialie und Xerostomie

Begriffe

Unter „Oligosialie" versteht man die reduzierte Speichelproduktion und die damit einhergehende subjektiv empfundene Trockenheit von Mundhöhle und Lippen (Meyer-Lückel & Kielbassa, 2002). Eine extreme Form der Mundtrockenheit wird als „Xerostomie" bezeichnet (Johnson et al., 1984, S. 197). Bei der Oligosialie liegt die objektive Reduktion des Speichelflusses, ohne die Speichel stimulierenden Interventionen, bei weniger als 0,1 Milliliter /Minute. Wird die Speichelproduktion angeregt, liegt die Speichelfließrate unter 0,5 Milliliter/Minute (Stratmann & Mokrys, 2000).

Prävalenz

Forschende untersuchten bei 176 Palliativpatient*innen, das durchschnittliche Lebensalter lag bei 67,7 Jahren, die Häufigkeit des Auftretens belastender Symptome am Lebensende. 66,5 % der Erkrankten hatten Metastasen, davon hatten 52 % multiple Absiedelungen. Die häufigsten Symptome in der letzten Lebenswoche waren neben Anorexie und Schwäche, Verwirrtheit und Verstopfung die Mundtrockenheit (Conill et al., 1997, S. 330). Mundtrockenheit ist mit 1–29 % in der Bevölkerung vertreten, wobei überwiegend Frauen davon betroffen sind. Gemäß Delli und Kollegen (2014, S. 109–125) nimmt die Prävalenz der Mundtrockenheit mit der Anzahl der eingenommenen Medikamente zu. Frauen leiden deutlich häufiger an einer mit Medikamenten im Zusammenhang stehenden Mundtrockenheit. Die Krankheitshäufung der über 65-Jährigen liegt bei 50 %.

Subjektive Wahrnehmungen

Eine reduzierte oder fehlende Speichelproduktion führt zu einer Mundtrockenheit. Das damit einhergehende Durstgefühl, ein häufig auftretendes Symptom bei Palliativpatient*innen, wird subjektiv als äußerst unangenehm wahrgenommen. Ist noch Speichel vorhanden, fühlt er sich zäh und nicht wässrig an. Betroffene sprechen von einer *„klobigen"* oder *„klebrigen Zunge"* mit rauer Oberfläche, deren Beweglichkeit eingeschränkt ist und sowohl das Sprechen, das Kauen und Einspeicheln von Nahrung als auch das Schmecken und Schlucken erschwert. Oftmals ist die Stimme heiser. Zudem steigt die Aspirationsneigung.

In den Mundwinkeln können sich schmerzhafte Risse, „Rhagaden", bilden. Eine Patientin, unruhig wegen der Notwendigkeit, ständig den Mund befeuchten zu müssen, äußerte: *„Nur im Schlaf bin ich nicht damit geplagt, ständig trinken zu müssen."* Andere berichten von einer *„gereizten Zunge"* oder von einem *„brennenden Schmerz"* und in weiterer Folge vom freiwilligen Reduzieren bzw. gänzlichen Verzicht der Nahrungszufuhr, obwohl Appetit und/oder Hunger noch vorhanden sind. Eine stark ausgeprägte Mundtrockenheit geht zudem mit Schmerzen der Zunge, „Glossodynie", und mit schmerzhaften Schwellungen der Speicheldrüsen einher (Haneke, 1980).

Burning-mouth-syndrom

Brennende Schmerzen an Zunge und Schleimhaut, verbunden mit einem juckenden und/oder wunden Gefühl, treten im Zuge des „Burning-mouth-syndroms" auf, das vor allem bei Träger*innen von Zahnprothesen eine hohe Prävalenz aufweist (Al-Zahrany et al., 2003).

Ursachen

Die Ursachen für eine Xerostomie bei schwerkranken Menschen sind vielfältig. Hauptsächlich vorkommende Ursachen sind die eingeschränkte Kautätigkeit im Zuge von Schläfrigkeit und Schwäche und eine starke Verdunstung von Speichel durch Mundatmung. Zudem führen Erkrankungen in der Mundhöhle, beispielsweise eine Mundschleimhautentzündung, Soor oder Geschwüre, und ebenso Erkrankungen außerhalb der Mundhöhle, etwa Diabetes mellitus oder rheumatische Erkrankungen wie Fibromyalgie, zu Mundtrockenheit. Beim Sjögren-Syndrom, eine chronisch-entzündliche Autoimmunerkrankung aus dem rheumatischen Formenkreis, kommt es unter anderem zur Austrocknung und Entzündung der Speicheldrüsen. Arzneien wie Sauerstoff, Opioide, Antidepressiva, Antihistaminika oder Anticholinergika, auch Strahlen- und Chemotherapie führen zur Trockenheit von Mund und Lippen.

Die Speichelfließrate liegt normalerweise bei 1–3 Milliliter/Minute. Nach bereits einer Woche Strahlentherapie im Kopf-Hals-Bereich fällt sie auf unter 0,5 Milliliter/Minute. In weiterer Folge kann sie bis auf 5 % des Ausgangswertes vor Behandlungsbeginn herabsinken (Meyer-Lückel & Kielbassa, 2002, S. 1037). Mundtrockenheit tritt bei über 400 Medikamenten als Nebenwirkung auf (ebd.). Insbesondere beeinflussen psychische Faktoren wie innere Unruhe, Sorge, Furcht, Angst, Scham, Trauer und/oder Ärger den Feuchtigkeitsgehalt der Schleimhaut. Ackenheil und Kollegen (1998) verweisen auf die immer wichtigere Rolle der orofaszialen (Mund und Gesicht) Region im Rahmen der Psychosomatik, beispielsweise beim Auftreten von psychogenen Prothesenunverträglichkeiten und funktionellen Schmerzzuständen.

Durst

Begriffserläuterung

Durst bezeichnet die Empfindung von Flüssigkeitsmangel mit dem Verlangen, Flüssigkeit aufzunehmen. Krankheitsbedingter Durst entsteht durch Wasserverlust, etwa durch Fieber oder Durchfall. Durch den Wasserverlust kommt es zu einem Anstieg der Osmolarität[6] des Blutes und zu einer geringfügigen Zunahme des osmotischen Drucks im Extra- und Intrazellularraum.

Das Durstgefühl wird über zwei Systeme vermittelt

Das erste System bewirkt eine geringfügige Zunahme des osmotischen Drucks im Intrazellularraum und löst ein vermehrtes Trinkbedürfnis aus, vor allem über Osmorezeptoren[7] des Hypothalamus. Diese Rezeptoren reagieren unter anderem mit der Freisetzung des Hormons Vasopressin (Adiuretin) aus dem Hypophysenhinterlappen. Dadurch kommt es zu einer Erhöhung der Wasserrückresorption in der Niere, um den Körper vor weiteren Wasserverlusten zu bewahren. Das zweite System reagiert auf die extrazellulären Veränderungen eines Flüssigkeitsverlustes. Extrazelluläre Rezeptoren, hiervon sind vor allem Dehnungsrezeptoren in den Herzvenen bedeutsam, registrieren die Veränderung und bewirken ebenfalls eine Erhöhung des Vasopressin-Spiegels. Zudem führt der extrazelluläre Flüssigkeitsverlust zur Aktivierung des Renin-Angiotensin-Aldosteron-Systems[8].

---

[6] Osmolarität bezeichnet die Konzentration osmotisch wirksamer Substanzen.

[7] Osmorezeptoren messen die Osmolarität der Flüssigkeit außerhalb einer Zelle.

[8] Das Renin-Angiotensin-Aldosteron-System reguliert den Flüssigkeits- und Elektrolythaushalt des Körpers.

Ein Durstgefühl besteht nur bei trockener Mundschleimhaut

Die Rezeptoren für das Durstgefühl liegen in der Mundschleimhaut. Das Durstzentrum des Menschen liegt im „Nucleus praeopticus medianus", das ist ein Teil des anterioren Hypothalamus (Allen et al., 2017, S. 1149–1155). Ist die Mundschleimhaut trocken, melden die Rezeptoren an das Durstzentrum Durst, unabhängig vom Flüssigkeitsgehalt im Körper. Ist die Mundschleimhaut hingegen feucht, kommt es zu keinem Durstgefühl. Eine Begleiterscheinung des Durstes ist eine verminderte Sekretion von Speichel, wodurch das für den Durst charakteristische Trockenheitsgefühl im Mund- und Rachenraum ausgelöst wird. Die entsprechenden Rezeptoren können auch ohne Vorliegen eines Wassermangels gereizt werden, beispielsweise durch Austrocknen des Rachenraums, was einen „falschen Durst" erzeugt (Spektrum, 1999).

Pflegerische Haltung und Vorgehensweise

Fachkompetent – achtsam – individuell – ressourcenorientiert

Eine spezielle, sorgfältige und behutsame Mund- und Lippenpflege ist dann geboten, wenn Menschen die physiologische Situation des Mundes selbst nicht mehr aufrechterhalten können.

Neben dem palliativpflegerischen Wissen über diverse Angebote zur Befeuchtung der Mundhöhle und zum Geschmeidighalten der Lippen, bedarf es einer sorgfältigen und behutsamen Pflege. Individuelle Gewohnheiten und Abneigungen, subjektive Erfahrungswerte, Ideen und Wünsche bei der Wahl von Pflegeprodukten, sind ernst zu nehmen und in den Pflegeprozess einzubinden. Sofern es Patient*innen noch möglich ist, an der Mund- und Lippenpflege bzw. an den Vor- oder Nachbereitungen dazu mitzuwirken, sollte ihnen dies ermöglicht werden. Schwerkranke erleben oftmals und innerhalb kurzer Zeit einen immensen Verlust vielfacher körperlicher Fähigkeiten. Um das Gefühl von Selbstwirksamkeit zu stärken, ist es bedeutsam, jede noch so kleine physische Ressource zu erkennen und einer Entfaltung zuzuführen.

Vertrauensbildende Maßnahmen

Die Pflege des Mundes geschwächter und bewusstseinsbeeinträchtigter Menschen bedarf der vorausgehenden Vertrauensbildung zwischen Pflegepersonen und Patient*innen. Vertrauensbildende Pflegemaßnahmen zeichnen sich durch Empathie, Respekt und Behutsamkeit aus. Eine Person in ihrer Einzigartigkeit zu respektieren bedeutet, ihr auch dann pflegerisch und menschlich zur Seite zu stehen, wenn sie ein noch so gut gemeintes Pflegeangebot ablehnt, vielleicht auch ein zweites und ein drittes. Patient*innen haben immer gute Gründe dafür, weshalb sie ein Angebot zurückweisen (müssen). Eine Werthaltung bzw. ein Ziel palliativer Betreuung und Pflege liegt in der Ermöglichung weitgehender Selbstbestimmtheit. Wo Zustimmung erlaubt ist, darf auch Ablehnung sein. Letzteres kommt nicht unbedingt einer Verweigerung gleich. Bei einer solchen würde eine Person zum Schutz ihrer selbst und bei gleichzeitigem Druck von außen um ihr Wohlergehen kämpfen, indem sie harsche Mittel der Zurückweisung anwendet. Bei abweisenden Reaktionen sollte eine Ursachenabklärung wenn möglich gemeinsam mit den Kranken und/oder den An- und Zugehörigen erfolgen.

Bereitschaft zum Sich-Einlassen auf die individuellen Bedürfnisse

Palliativ Pflegende brauchen die Bereitschaft, sich auf jeden Menschen neu einzulassen, um vor allem die nonverbalen Ausdrucksweisen von Zustimmung oder Ablehnung entsprechend deuten zu können. Fach- und Erfahrungswissen kann dabei hilfreich sein, doch ist in keinem Lehrbuch nachzulesen, wie die Wertschätzung gegenüber der Einzigartigkeit einer Person und ihrem Novum im Einzelfall gelebt werden soll. Zudem gleicht keine Situation einer anderen. Der kontinuierliche Dialog darüber, wie die Erkrankten die Mund- und Lippenpflege empfinden, ermöglicht eine fortlaufende Aktualisierung ihres Willens und gebietet Respekt gegenüber den individuellen Bedürfnissen einer Person, auch dann, wenn diese vielleicht außergewöhnlich und einzigartig sind.

Die individuellen mimischen oder akustischen Regungen von Patient*innen können auf Basis von pflegerischer Erfahrung zwar interpretiert werden, jedoch nur bedingt. Ein Zusammenkneifen der Lippen kann bedeuten: *„Das Eindringen in den Mund erfolgt zu schnell, zu unsanft", „Es ekelt mich", „Ich bin nicht bereit"* oder *„Es ist genug für heute; ich brauche Ruhe."* Genauso könnte dies ein Ausdruck sein im Sinne von *„Es ist gut, wie es ist", „Lass mich den guten Geschmack noch auskosten"* oder *„Ich nehme meine Lippen bewusster wahr, weshalb ich sie nun zusammenpressen kann."* Sind nahe An- und Zugehörige zugegen und wissen sie die nonverbalen Affektanzeiger der Erkrankten zu deuten, sollten sie in die Pflegehandlungen eingebunden werden. Das Zubereiten von Getränken und das liebevolle appetitliche Anrichten, das Befüllen der Mikrozerstäuber oder die Pflege der Lippen sind wertvolle, vielleicht auch letzte Liebesdienste, die sie den Kranken schenken können.

Intimität von Mund und Lippen

Andreas Fröhlich (1998) ist der Begründer des Pflegekonzeptes der Basalen Stimulation®. In den 1970er-Jahren lehrte er, dass es für wahrnehmungsbeeinträchtigte Menschen einen großen Unterschied macht, von wem und an welchen Körperzonen sie berührt werden. Fröhlich unterscheidet „öffentliche" und „halböffentliche" Zonen von „privaten" und „intimen" Körperregionen. Durch seine komplexe nervale Versorgung gehört der orale Bereich zu den wahrnehmungsstärksten und intimsten Zonen eines Menschen. Jegliche Manipulation von außen wird als äußert unangenehm empfunden. Gesicht und Mund sind für die meisten Menschen intime Bereiche, was in der Natur des Menschen liegt. So fühlen sich schon Neugeborene von der mütterlichen Brust magisch angezogen und erleben ein Wohlgefühl durch das Saugen an der Brust, dem ersten Nahkontakt zwischen Mutter und Baby. Wenn beide beim Stillen Bauch an Bauch liegen, besteht zwischen ihnen viel Hautkontakt, wodurch das Hormon Oxytocin ausgeschüttet wird, das Mütter stressresistenter macht und bei Mutter und Kind ein Gefühl von Geborgenheit auslöst. Der Bereich von Mund und Lippen bleibt auch im weiteren Lebensverlauf der intimen Begegnung zweier Menschen vorbehalten. Wem würden wir als Erwachsene erlauben, in unseren Mund einzudringen, außer dem eigenen Geschlechtspartner oder der Geschlechtspartnerin, etwa beim zärtlichen Küssen? Wohl niemandem sonst, es sei denn, dass bei einem gesundheitlichen Problem medizinischem und/oder pflegerischem Personal die vorübergehende oder dauerhafte Verantwortung für die Behandlung und Pflege von Mund und Lippen übertragen werden muss.

Die Scham der Erkrankten

„Scham ist ein mit Angstempfindungen und Selbstzweifeln verbundenes Gefühl."
(Hillmann, 1994, S. 755)

Einen einfühlsamen und achtsamen Umgang benötigen beispielsweise an Krebs erkrankte Menschen, die wegen einer körperlichen Entstellung Scham erfahren. Scham entsteht, wenn bestimmte Moralvorstellungen verletzt werden. Begleitet wird die Scham von der Angst, *„Achtung, Wertschätzung und Liebe von Mitmenschen zu verlieren, Missbilligung und negative Beurteilung hervorzurufen und eventuell sogar degradiert zu werden"* (Hillmann, 1994, S. 755). Dies ist beispielhaft dann der Fall, wenn bei der Mundinspektion der Kariesbefall der Zähne für andere sichtbar wird oder ein übler Geruch aus dem Mund entweicht, weil längst nicht mehr die Kraft zur Mundhygiene vorhanden ist. Schwerkranke erleben es als beschämend, wenn Krankenbesuche ohne vorherige Anmeldung erfolgen und sie dann beispielsweise keine Zeit mehr haben, den Zahnersatz, ob Voll- oder Teleskopprothese, in den Mund einzusetzen.

Gertrudes Scham

Das Sekret eines exulzerierenden[9] Speicheldrüsenabszesses verursachte bei der Patientin Gertrude einen jauchigen Aus-Atem und verunmöglichte eine schmerzfreie Mundpflege, weshalb sie diese auf das absolut notwendige Maß beschränkte. Lediglich das Befeuchten der Mundschleimhaut mittels Mikrozerstäuber war noch schmerzfrei möglich. Sie führte die Unterhaltung mit den Besuchenden mit vorgehaltener Hand, um in dieser Weise die eingefallenen Lippen und die mimische Entstellung vor ihren Gesprächspartner*innen zu verbergen. Die Sprache war nuschelnd und schwerer verständlich, woraufhin sie sich von ihrem sozialen Umfeld weitgehend distanzierte und kaum noch jemanden empfing. Für eine Frau, die auf die Pflege ihres Körpers und auf das äußere Erscheinungsbild stets hohen Wert gelegt hatte, war dies eine von vielen beschämenden und entwürdigenden Situationen, die zudem ihr Selbstwert-

---

[9] Der Begriff „exulzerierend" bezeichnet eine Geschürbildung bzw. eine zerfallende Geschwürbildung (Pschyrembel, 2004).

gefühl beeinträchtigten. Da es durch die Abnahme des Körpergewichts auch zu einem Kieferschwund kam, verlor die Zahnprothese zunehmend an Halt, der auch mittels Haftcreme nicht sicherzustellen war. Weil das Kauen von Nahrung mit dem locker sitzenden Zahnersatz Druckstellen und Entzündungen verursachte und das Einsetzen der Ober- und Unterkieferprothese Schmerzen bereitete, verzichtete sie eines Tages gänzlich darauf. In ihren letzten Lebenstagen empfing sie nur noch einzelne und nahestehende Personen: *„Ich schlafe jetzt mehr. Mein Mund steht dabei offen und ich sehe an den Gesichtern, wie grausig ich riechen muss.“* Diese Intimität, die mit Beschämung behaftet war, konnte sie nur mit ganz wenigen Menschen teilen.

Entschleunigung

Um Menschen bei Pflegehandlungen sensibler Zonen ganzheitlich wahrnehmen zu können, bedarf es der Entschleunigung. Helfer*innen werden dadurch innerlich ruhig. Es steigt die Fähigkeit, sich gänzlich auf die Bedürfnisse der Patient*innen einzulassen und sich auf die behutsame Durchführung der Pflege zu konzentrieren. Hierzu bieten sich viele Wege an, etwa die bewusste Bauchatmung vor Eintritt in das Krankenzimmer oder ein Symbol. Die kleine „Schildi“ beispielsweise steht für Entschleunigung. Sie sitzt auf der Schulter der Pflegenden. Gehen sie zu schnell vor, flüstert sie ihnen ins Ohr: *„Langsam. Lass dir Zeit.“*

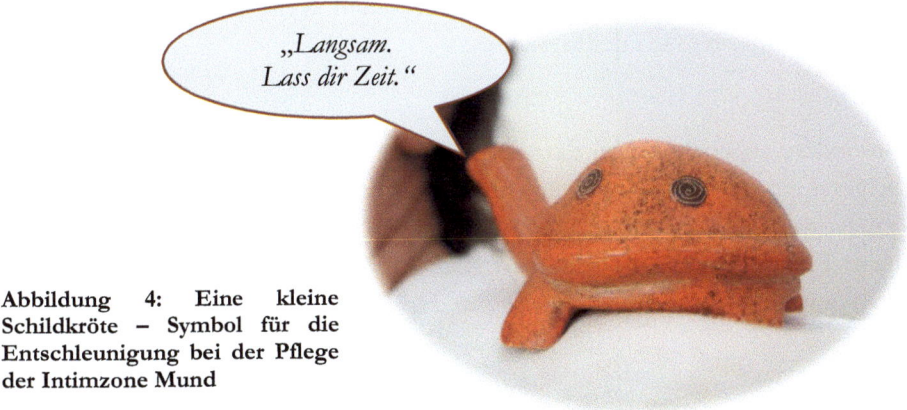

Abbildung 4: Eine kleine Schildkröte – Symbol für die Entschleunigung bei der Pflege der Intimzone Mund

Initialberührung

Eine Begrüßungsberührung an einer (halb-)öffentlichen Körperzone

Bevor bei bewusstseinsbeeinträchtigten Menschen mit der Durchführung einer Mundpflege und so mit dem Eindringen in einen intimen Körperbereich begonnen wird, sollten wahrnehmungsbeeinträchtigte Patient*innen durch eine initiale Berührung an einer (halb-)öffentlichen Körperzone, etwa an einer Schulter oder an einem Arm, vom betreuenden Personal begrüßt und auf die Pflegehandlung vorbereitet werden. Wenn es noch möglich ist, sollten wahrnehmungsbeeinträchtigte Patient*innen gefragt werden, über welche Körperstelle sie seitens der Pflegekräfte und Ärzteschaft eine taktile Begrüßung wünschen. Diese Information muss dokumentiert und allen Mitarbeiter*innen des betreuenden Teams zugetragen werden. Keinesfalls kommen private oder intime Körperzonen für eine Initialberührung infrage.

Wahrnehmungsbeeinträchtigte Menschen können eher zwischen Pflegepersonen und Angehörigen unterscheiden

Die Initialberührung ermöglicht den wahrnehmungs- und bewusstseinsbeeinträchtigten Patient*innen, Betreuende von Angehörigen zu unterscheiden. Pflegepersonen berühren die Erkrankten also in professioneller Weise. Angehörige sollten die Erkrankten in ihrer vertrauten Weise berühren, etwa durch Streicheln oder Küssen des Gesichtes.

Vermittlung von Halt und Sicherheit

Besonders angenehm wird das Auflegen der Hand einer Pflegeperson an der Schulter einer/eines Erkrankten dann erlebt, wenn die Hand flächig und ruhig am Körper ruht, sich der Auflagedruck beim Ausatmen etwas verstärkt und beim Einatmen wieder vermindert. Die Initialberührung signalisiert den Erkrankten: *„Ich bin bei dir und sorge für dich. Hab keine Angst. Alles ist gut.“*

Die Initialberührung kann auch als Abschiedsberührung fungieren

Dieselbe Berührung, die zur Begrüßung ausgeführt wird, kann auch als Abschlussberührung eingesetzt werden, um den Erkrankten zu signalisieren, dass eine Pflegehandlung nun beendet ist und man das Zimmer wieder verlässt.

Utensilien für die Mundpflege

Mikrozerstäuber

Besteht Verschluckungsgefahr, dürfen Flüssigkeiten nur fein zerstäubt mittels Sprühflakon angeboten werden. Dabei sollte der Kopf der Patient*innen nach vorne und/oder zur Seite geneigt werden. Die Zerstäuber können mit kühlen oder warmen, auch mit dickflüssigeren Getränken befüllt werden. Sprühflakone fassen zwischen 10 und 20 Milliliter und sind in Apotheken erhältlich.

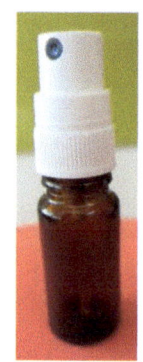

**Abbildung 5:
Sprühflakon**

Pipetten und Oral Swabs

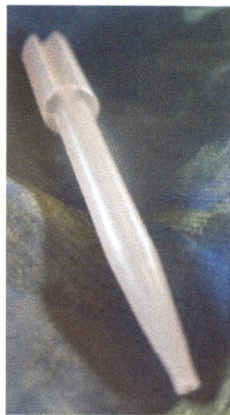

Tröpfchenweise kann Flüssigkeit mit Pipetten verabreicht werden. Mundpflegestäbchen mit geschmacksneutralen Schwämmen unterschiedlicher Porung sind Einwegprodukte. Sie können in Flüssigkeiten getränkt, zimmertemperiert oder auch (eis-)gekühlt angeboten werden.

Abbildung 6: Pipette

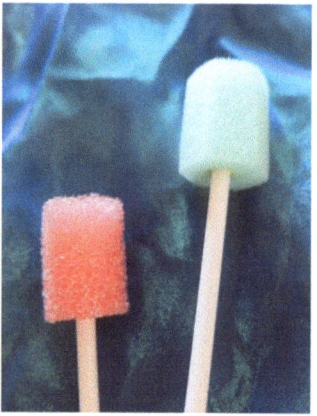

Abbildung 7: Oral Swabs

Die Pflege des Mundes beginnt manchmal bei den Händen

Brunhilde – eine Patientin mit einer schweren Bewusstseinsstörung

Obwohl die Palliativpatientin Brunhilde einige Minuten lang eine atemsynchrone Initialberührung erfuhr, erhöhte sich ihr Muskeltonus, wenn ich sie berührte. Die Patientin hatte eine schwere Bewusstseinsstörung, „Sopor", bei der sie nur nach Setzen von starken Reizen dann und wann die Augen öffnete. Die räumliche und zeitliche Orientierung war stark beeinträchtigt. Im Gesichtsbereich waren Muskelzuckungen zu beobachten. Sie atmete flach und schnell. Näherte ich mich ihrem Mund, presste sie die Lippen fest aufeinander. Es war offensichtlich, dass Brunhilde Stress erlebte, weshalb dem Eingehen in die Intimzone Mund vertrauensbildende Pflegemaßnahmen vorausgehen sollten.

Ein Handbad und eine beruhigende Einreibung der Hände mit Wildrosenöl bereiten die Patientin auf die Mund- und Lippenpflege vor

Die Mund- und Lippenpflege leitete ich bei Brunhilde über eine beruhigende Einreibung der Hände ein. Diese vertrauensbildende Pflegemaßnahme erfolgte in ruhiger Atmosphäre. Hierzu bot ich ihr zunächst beidseitig ein lauwarmes Handbad an, wozu ich kleine niedrige Lavoirs verwendete. Anschließend trug ich Wildrosenöl[10], das ich zuvor im Wasserbad erwärmt hatte, auf die feuchten Hände auf und cremte sie in Haarwuchsrichtung ein. Dieses Pflanzenöl entsteht durch Kaltpressung der Samen der Hagebutten verschiedener Wildrosen und zeichnet sich durch seine beruhigende Wirkung aus.

---

[10] Das Hagebuttenkernöl wird auch für die Behandlung von Mundschleimhaut-, Zahnfleischirritationen und -verletzungen verwendet, da es die Zellerneuerung anregt.

Zuvor hatte ich an die Zimmertür ein Schild mit der Aufschrift „*Bitte nicht eintreten*" gehängt, um Ungestörtheit zu gewährleisten.

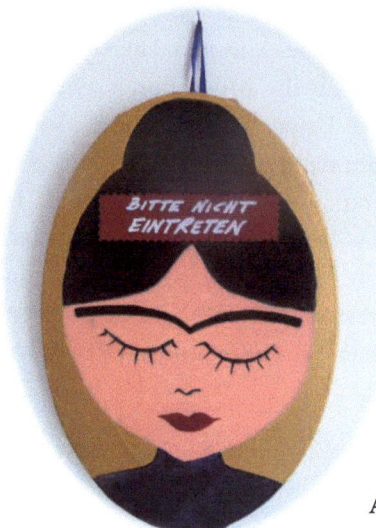

Abbildung 8: Türschild „Bitte nicht eintreten"

Jeder noch so kleine Pflegeschritt wurde Brunhilde verständlich und nahe am Ohr, ihr emotional zugewandt und im ruhigen Tonfall, erklärt. Langsam und Schritt für Schritt, niemals alles auf einmal. Ohne ihre nonverbale Erlaubnis, die Pflege durchzuführen, hielt ich mich zurück. Ein Seufzer, ein Belecken der Lippen, ein Öffnen der geschlossenen Hände kann ein „*Ja*" bedeuten. Ich ging nur so weit, wie sie dies zulassen konnte. Stets galt, den Rhythmus, die Tiefe und die Frequenz der Atmung zu beobachten, ebenso die Bewegungen der Augenlider, rund um die Mundpartie und am übrigen Körper. Ferner habe ich gezielt beobachtet:

Ist der Muskeltonus entspannt oder hoch?

Neigt sich der Körper oder der Kopf ausweichend zur Seite?

Welche Laute sind zu vernehmen und wie stehen sie im Zusammenhang mit der Pflege von Mund und Lippen?

Wie ist der Gesamtausdruck? Entspannt und zufrieden, angespannt oder ängstlich?

32

Auch die wechselnde Gesichtsfarbe kann Ausdruck von Wohlbefinden oder Stress sein. Tränenflüssigkeit, die sich im Augenwinkel sammelt, könnte Rührung, Trauer oder Scham bedeuten.

Die Betreuenden brauchen eine geweitete Wahrnehmung für verbale und nonverbale Antwortversuche und die Pflegenden Zeit und Geduld, um diese abzuwarten.

Nachdem ich das Wildrosenöl in die Hände einmassiert hatte, signalisierte ich ihr durch einen sanften Druck auf die Handrücken, dass die Einreibung nun abgeschlossen war. Danach ruhten ihre Hände auf einem weichen Handtuch. Nun begann ich, wiederum nach vorausgehender Ankündigung, die Wangen mit einer Gesichtslotion einzucremen. Brunhilde ließ dies zu, wirkte dabei entspannt.

Langsam näherte ich mich den Lippen, die sie zunächst reflexartig zusammenpresste. Während ich ein Lied summte und mich wieder den Wangen zuwandte konnte sie sich wieder entspannen. Nun war es an der Zeit, ihr für ihr Vertrauen zu danken und die Pflege für diesen Tag zu beenden. Die Vertrauensbasis war geschaffen. Dank Bezugspflege war es mir möglich, am nächsten Morgen die Pflege dort fortzuführen, wo sie am Abend zuvor beendet wurde.

Vor allem bei bewusstseinsbeeinträchtigten Patient*innen mit Tumorbildung im Bereich des Kopfes lösen Berührungen leicht Schmerzen und andere Missempfindungen aus. Die angemessene Intensität an Druck muss erst gefunden werden. Selbst sterbende Menschen können noch gefragt werden, ob eine Berührung als angenehm empfunden wird. Die Fragen sollten einfach formuliert und mit „Ja" oder „Nein" zu beantworten sein.

Pflegerische Ziele und Werthaltungen

Die Pflege von Mund und Lippen erfolgt anhand der nachstehend formulierten Ziele und Werthaltungen:

◊ *Beziehungspflege – eine Voraussetzung für das freiwillige Öffnen des Mundes*

Bei Patient*innen mit kognitiver Beeinträchtigung bildet der Aufbau einer tragfähigen zwischenmenschlichen Beziehung die Basis für die Durchführung der Mund- und Lippenpflege. Die Erkrankten öffnen den Mund freiwillig, also frei von jeglichem Zwang.

◊ *Individuell und ressourcenorientiert*

Die Pflege des Mundes und der Lippen erfolgt individuell, ressourcenorientiert und achtsam, sodass die Betroffenen die Pflegemaßnahme frei von Angst und Scham erfahren. Das vertrauensvolle Öffnen des Mundes ist den Erkrankten dann eher möglich.

◊ *Einbindung von Vertrauenspersonen bei beeinträchtigter Bewusstseinslage*

Je ausgeprägter die Beeinträchtigung der Bewusstseinslage oder des Kognitionsvermögens von Patient*innen ist, desto konsequenter sollte auf die Pflege des Mundes und der Lippen durch Vertrauenspersonen geachtet werden. Nach sorgfältiger Einschulung können auch nahe An- und Zugehörige in das Pflegegeschehen eingebunden werden.

◊ *Pflege in derselben Weise – zugleich individuell*

Die Erkrankten erfahren Beruhigung und Orientierung, weil die Mundpflege von den Betreuenden grundsätzlich in derselben Weise durchgeführt wird, unter Berücksichtigung individueller Gewohnheiten.

◊ *Pflege nach vorausgehender Information*

Die Informationen über die einzelnen Schritte der Mundpflege werden den Betroffenen zeitgerecht, verständlich und gegebenenfalls wiederholt erteilt.

◊ *Selbstbestimmung*

Die zu Pflegenden haben aus Respekt vor ihrer Selbstbestimmung die Möglichkeit, einer Pflegehandlung zuzustimmen oder diese abzulehnen. Die zu Pflegenden fühlen sich sicher und geborgen, weil sie auch nach Ablehnung oder Abbruch einer Pflegemaßnahme uneingeschränkten Respekt vor ihrem Person-Sein erleben.

◊ *Würdigung der Vertrauensleistung*

Die Erkrankten werden dafür gewürdigt, dass sie anderen das Vertrauen schenken, damit sie die Pflege der Intimzone Mund stellvertretend übernehmen dürfen.

◊ *Krankheitsprävention*

Durch eine fachkompetente Mundpflege sollen weiteren Erkrankungen, beispielsweise einer Mundschleimhaut-, Ohrspeicheldrüsenentzündung oder Soorbildung, entgegengewirkt werden.

◊ *Lebenssinn und Menschenwürde trotz schwerer Krankheit*

Menschen, die die Pflege ihres Mundes und der Lippen im Kontext von Palliative Care nicht mehr selbst ausführen können, sollen ihr Dasein dennoch sinn- und würdevoll erfahren können. Dazu gehört der unbedingte Glaube der Betreuenden, dass das Leben auch unter schwierigen schicksalhaften Umständen seinen Sinn behält und die Würde einer Person durch nichts geschmälert werden kann.

Phytotherapie, Aromatherapie, Aromapflege

Um eine fachlich kompetente und sichere Pflege gemäß GuKG (2016) mit pflanzlichen Inhaltsstoffen zu gewährleisten, ist die Unterscheidung der Begriffe „Phytotherapie", „Aromatherapie" und „Aromapflege" bedeutsam.

Phytotherapie

Begriff, Herstellung und Qualität von Phytopharmaka

> „Phytotherapie ist die Mutter aller Arzneimittel" (Eltbogen, 2012, S. 8).

Der Begriff Phytotherapie leitet sich vom griechischen Wort „phyton", „Pflanze", ab und steht für die Behandlung von Krankheiten mit Pflanzen (Kooperation Phytopharmaka, 2019a). Pflanzliche Arzneimittel bestehen ausschließlich aus frischem oder getrocknetem Pflanzenmaterial oder aus ihren Zubereitungen, beispielsweise Tinkturen oder Extrakte, die zu Tabletten, Kapseln, Dragees usw. verarbeitet werden. Die Herstellung erfolgt gemäß standardisierten Verfahren. Die Qualität der Arzneimittel unterliegt medizinisch-naturwissenschaftlichen Methoden. Registrierte Arzneispezialitäten sind mit einer Zulassungsnummer, kurz „Z.Nr.", auf der Verpackung gekennzeichnet.

Allergische Reaktionen sind möglich

Phytopharmaka sind nebenwirkungsarm, nicht jedoch nebenwirkungsfrei. Wenn auch das Spektrum an Nebenwirkungen von Phytotherapeutika bedeutend geringer ist als bei chemisch-synthetischen Arzneien, sind Hinweise zur Zubereitung und Anwendung dennoch zu beachten, vor allem dann, wenn es sich um Kinder, Schwangere und Stillende handelt. Entsprechend disponierte Personen können allergisch reagieren.

Isolierte Wirkstoffe, Nahrungsergänzungsmittel, Natur-Kosmetika, Therapie-Ergänzungsmittel, anthroposophische und komplementärmedizinische Zubereitungen zählen nicht zu den Phytopharmaka

Isolierte Wirkstoffe wie etwa die Reinsubstanzen von Codein oder Morphin zählen nicht zu den Phytopharmaka (Kooperation Phytopharmaka, o. J.; Pharming, 2001, S. 19, 20, 37). Davon ausgenommen sind ferner Nahrungsergänzungsmittel, die dem Lebensmittelgesetz folgen, Natur-Kosmetika, die der Kosmetikverordnung unterliegen, und Therapie-Ergänzungsmittel wie Bachblüten sowie anthroposophische Zubereitungen und Methoden aus der Komplementärmedizin (Kopp, 2012, S. 7). Im Gegensatz zur Homöopathie sind die Wirk- und Inhaltsstoffe in den jeweiligen Präparaten naturwissenschaftlich nachweisbar (Eltbogen, 2012, S. 8).

Rationale und traditionelle Phytotherapie

Es werden zwei Arten von Phytotherapie unterschieden: Bei der rationalen Form sind die Wirkstoffe exakt definiert und naturwissenschaftlich nachweisbar. Zudem enthalten diese Präparate weitere Inhaltsstoffe, deren genauer Einfluss auf das Arzneimittel nicht geklärt ist. Traditionelle Phytotherapeutika entstehen auf Basis von überliefertem Erfahrungswissen der letzten Jahrzehnte (Eltbogen, 2012, S. 8).

Phytotherapie: Gesellschaften, Kommissionen und Verbände

Österreichische Gesellschaft für Phytotherapie (ÖGPhyt)

Die Österreichische Gesellschaft für Phytotherapie informiert über Erfahrungen und Forschungsergebnisse über pflanzliche Arzneien, gibt Literaturhinweise und setzt sich für eine bessere Positionierung der Phytotherapie bei Sozialversicherungsträgern und anderen Entscheidungsträgern im Gesundheitswesen ein (ÖGPhyt, 2019a, b).

Expertenkommissionen E, ESCOP und HMPC

Die publizierten Pflanzenmonografien der Expertenkommissionen „Kommission E" und die der „European Scientific Cooperative on Phytotherapy" (ESCOP) dienen als Grundlage für die Zulassung von Phytopharmaka.

Die Kommission E wurde 1978 gegründet und ist interdisziplinär zusammengesetzt. Sie besteht aus Ärzt*innen, Apotheker*innen, Pharmakolog*innen, Toxikolog*innen, Biostatistiker*innen und Patientenvertreter*innen. Die Kommission fungiert als Zulassungskommission mit beratender Funktion für den humanmedizinischen und phytotherapeutischen Bereich. Sie arbeitete von 1983 bis 1994 im Auftrag des damaligen Bundesgesundheitsamts in Berlin (Kooperation Phytopharmaka, 2019b; Knöss, 2014). Ihre zentrale Aufgabe lag in der sog. „Nachzulassung" von Arzneimitteln gemäß Arzneimittelgesetz. Die Hersteller von Arzneien hatten für einen Antrag auf „Nachzulassung" zwölf

Jahre Zeit. Von den bis zum Stichtag am 30.04.1990 zugelassenen 32.054 Präparaten enthielten 6.700 pflanzliche Bestandteile (Kooperation Phytopharmaka, 2019c). Die Kommission erarbeitete wissenschaftliche Erkenntnisse von circa 380 Drogen und nahm eine Abschätzung des Nutzen-Risiko-Verhältnisses der einzelnen Arzneien vor. War der Nutzen höher als das Risiko, lag eine „Positivmonografie" vor. Ein solche beschreibt das Anwendungsgebiet der Droge, die Dosierung und Art der Anwendung, Angaben zu den Wirkungen, Nebenwirkungen und Kontraindikationen. Eine Positivmonografie erlaubt, dass eine Arznei im Nachhinein bzw. neu zugelassen werden darf. Bei einem vorliegenden ungünstigen Nutzen-Risiko-Verhältnis und somit beim Vorliegen einer „Negativmonografie" wurde das entsprechende Arzneimittel vom Markt genommen. Weil die Monografien der Kommission E seit 1994 nicht mehr aktualisiert wurden, haben sie mittlerweile an Bedeutung verloren, weshalb die HMPC-Monografien den neuen regulatorischen Standard gewährleisten.

Infolge der Richtlinie 2004/24/EG des Europäischen Parlaments und des Rates vom 31.03.2004 wurde das „Committee on Herbal Medicinal Products" (HMPC) gegründet, dessen Pflanzenmonografien die Basis für Zulassungen von pflanzlichen Arzneimitteln auf nationaler Ebene bilden. Die mehr als 170 Beurteilungsberichte beinhalten den aktuellen Stand der Forschung zu den jeweiligen Stammpflanzen; deren Zubereitungen sind zudem online einsehbar und kostenfrei zugänglich. Die HMPC-Monografien repräsentieren für alle EU-Mitgliedsstaaten den offiziellen regulatorischen Stand (EMA, 2019).

Die ESCOP bildet die Dachgesellschaft aller europäischen Phytotherapie-Gesellschaften. Ihr Ziel liegt in der Verbesserung der evidenzbasierten Anwendung von Phytopharmaka und in der Weitung der Akzeptanz naturwissenschaftlicher Behandlungsansätze (Kooperation Phytopharmaka, 2019d). Pflanzenmonografien der ESCOP, seit 1989 wurden 100 erstellt, geben den aktuellen Stand des Wissens für Arzneipflanzen in Europa wieder (ESCOP, 2019).

Die WHO publizierte in den Jahren 1999, 2004, 2007, 2009 und 2010 fünf Bände mit ausführlichen Pflanzenmonografien mit dem Ziel, das Heilpflanzenwissen international zu verbreiten.

Im Vergleich zu den offiziellen regulatorischen Sammlungen beinhalten die WHO- und ESCOP-Monografien teils abweichende Sichtweisen und Perspektiven.

Aromatherapie

Bei der Aromatherapie, ein Teilgebiet der Phytotherapie, werden ausschließlich pflanzliche Produkte wie ätherische Öle, fettige Öle, Mazerate und Hydrolate zu medizinisch-therapeutischen Zwecken verwendet (Wabner & Theierl, 2017, S. 5). In Österreich, Deutschland und in der Schweiz darf die Aromatherapie nur von Ärzt*innen der Human-, Zahn- und Veterinärmedizin, ebenso von Pharmazeutiker*innen und Heilpraktiker*innen ausgeführt werden, die hierzu eine entsprechende Ausbildung vorweisen können. Nach positiver Absolvierung der Abschlussprüfung erhalten sie die Berechtigung zur Bezeichnung „Aromatherapeutin" oder „Aromatherapeut".

Aromapflege

Rechtliche Rahmenbedingungen für Ausbildung und Ausübung

Die Aromapflege zählt zu den komplementären Pflegemethoden und wird ergänzend zu standardisierten Pflegemaßnahmen angewendet. Das Ziel liegt in der Durchführung von Prophylaxe und Pflege gesunder Haut und ihren Anhangsgebilden auf Basis fundierter Schulungen: *„Unter Aromapflege verstehen wir den gezielten, geschulten Einsatz naturbelassener ätherischer Öle, fetter Pflanzenöle, Hydrolate und deren Aromapflegeprodukte in bester Qualität in der professionellen Gesundheits- und Krankenpflege"* (ÖGwA, 2019). Die Aromapflege dient vor allem der Förderung des Wohlgefühls von Patientinnen und Patienten. Aromapflegeanwendungen erfolgen über den Geruchssinn und über die intakte Haut oder Schleimhaut. Der Einsatz von ätherischen Ölen direkt an der Mundschleimhaut ist jedoch nicht statthaft. Als wirksam und die Wirkung von standardisierten Pflegemaßnahmen unterstützend, erweisen sich die Raumaromatisierung und die Trockeninhalation.

Keinesfalls dürfen Pflegekräfte eine „Aromatherapie" durchführen, da diese nicht in den Kompetenzbereich des GuKG (2016) fällt und sie hierfür nicht ausgebildet sind.

Aromapflege durch den gehobenen Dienst für Gesundheits- und Krankenpflege: ein eigenver-
antwortlicher Tätigkeitsbereich laut GuKG (2016)

Die pflegerischen Kernkompetenzen des gehobenen Dienstes für Gesund-
heits- und Krankenpflege umfassen die eigenverantwortliche Erhebung des
Pflegebedarfes sowie die Beurteilung der Pflegeabhängigkeit, die Diagnostik,
Planung, Organisation, Durchführung, Kontrolle und Evaluation aller pflegerischen Maßnahmen (Pflegeprozess) in allen Versorgungsformen und Versor-
gungsstufen, die Prävention, Gesundheitsförderung und Gesundheitsberatung
im Rahmen der Pflege sowie die Pflegeforschung (ebd., Abs. 1). Gemäß § 14
Abs. 2, Pkt. 15 zählt die Anwendung komplementärer Pflegemethoden neben
16 anderen zu den Kernkompetenzen des gehobenen Dienstes für Gesund-
heits- und Krankenpflege. Auch nach erfolgreichem Abschluss der Weiterbildung Aromapflege ist Mitgliedern der Berufsgruppe des gehobenen Dienstes
für Gesundheits- und Krankenpflege erst dann die Umsetzung von Aromapflege in der Einrichtung erlaubt, wenn die mit der pflegerischen und ärztlichen Leitung beauftragten Personen hierzu ihre Zustimmung erteilen.

Eine Weiterbildung gemäß GuKG (2013) für Pflegekräfte und natürliche Personen

In Österreich sind Angehörige des gehobenen Dienstes für Gesundheits- und
Krankenpflege gemäß § 64 GuKG (2013, Abs. 1) dazu berechtigt, die Weiterbildung „Aromapflege" mit einer Mindestdauer von vier Wochen zu absolvieren. Bei einem positiven Ergebnis der Abschlussprüfung sind sie gemäß § 11
Abs. 4 (GuKG, 2013) dazu berechtigt, die Zusatzbezeichnung der absolvierten
Fachrichtung in Klammern zu führen. Pflegeassistent*innen und -
fachassistent*innen, ebenso interessierte Laien bzw. natürliche Personen, können ebenfalls die Weiterbildung „Aromapflege" gemäß GuKG 2013, § 64,
absolvieren. Mitglieder dieser pflegerischen Berufsgruppen sind jedoch gemäß
Gesetzeslage nicht zum Führen einer entsprechenden Zusatzbezeichnung berechtigt.

Personen, die die beabsichtigte Tätigkeit als Humanenergetiker*innen selbstständig, regelmäßig und in Ertragsabsicht durchführen wollen, können ein „freies Gewerbe" führen. Die korrekte Bezeichnung des Gewerbes lautet: „*Hilfestellung zur Erreichung einer körperlichen bzw. energetischen Ausgewogenheit mittels/durch* […]" (Aufzählung der Methoden), z. B. „*mittels Auswahl von Düften*" oder „*mittels Auswahl von Aromastoffen*" (WKO, 2016, S. 1–2). Die rechtliche Grundlage für die Ausübung des freien Gewerbes bildet die Gewerbeordnung (GewO, 1994). Für die Anmeldung des freien Gewerbes ist gemäß § 5 (ebd.) kein Befähigungsnachweis erforderlich. Bei einem reglementierten Gewerbe ist der Befähigungsnachweis vorgeschrieben.

Die Humanenergetik befasst sich mit dem Energiefeld des Menschen, etwa mit dem „Chi", „Qi" oder mit dem „Prana". Die wissenschaftliche Nachweisbarkeit ist jedoch nicht gegeben und wird seitens der Berufsgruppe auch nicht gefordert. Humanenergetiker*innen ist beispielsweise die Anwendung von Duftstoffen in unterschiedlichen Aufbereitungen erlaubt, etwa als ätherische Öle oder in Form von Räucherwerk. Die Anwendung erfolgt entweder über die Sinnesorgane, etwa über die Haut, oder fern eines direkten Körperkontaktes, beispielsweise durch die Verteilung von Duftstoffen und durch das Räuchern. Die Herstellung und Anwendung von Substanzen, die als Arzneimittel im Sinne des § 1 AMG (1983) oder als kosmetische Mittel gemäß Art. 2 der EU-Kosmetik-Verordnung (Richtlinie 76/768/EWG, 1976) gelten, sind jedoch von der Anwendung ausgenommen. Ebenso ausgenommen sind Wickel, Packungsanwendungen und sonstige den Massageberufen vorbehaltene Tätigkeiten (WKO, 2016).

Pflanzenkunde

Pflanzenstoffwechsel

Bei der Photosynthese produzieren grüne Pflanzen mithilfe von Sonnenlicht, Kohlenstoffdioxid und Wasser die Stoffe Sauerstoff und Glukose, womit sie energiearme anorganische Stoffe in energiereiche, organische wandeln und speichern. Dieser Prozess, Grundlage einer jeden Biosynthese, findet in allen Zellen statt, die den grünen Blattfarbstoff Chlorophyll enthalten, der Sonnenlicht absorbieren kann.

Über die Wurzeln nimmt die Pflanze Wasser und Mineralien aus dem Boden auf,

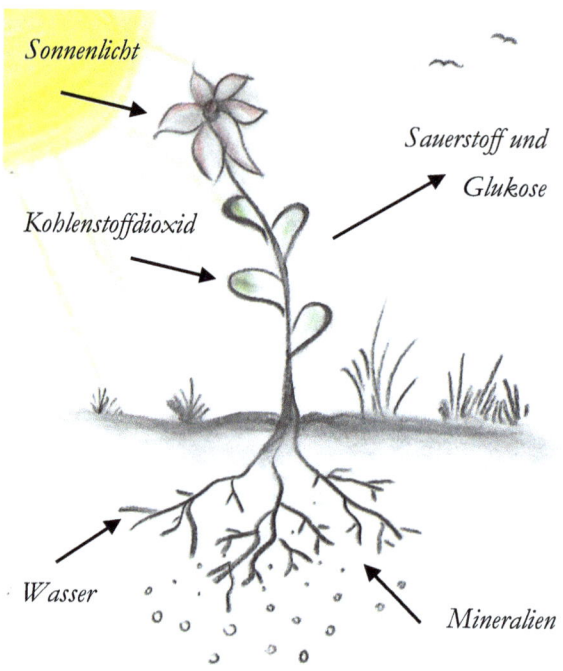

Abbildung 9: Photosynthese

über die Blätter das Kohlenstoffdioxid aus der Luft. Die aus der elektromagnetischen Sonneneinstrahlung gewonnene Energie wird in chemisch-gebundene Energie in Form von organischen Kohlenwasserstoffverbindungen umgewandelt. Hierbei entsteht Glukose, die von allen Lebewesen als Energie- und Kohlenstofflieferant verwertet wird. Glucose, griech. Γλυκύς, bedeutet „süß". Das Monosaccharid, ein Einfachzucker und Kohlenhydrat, steht der Pflanze in Form der Polymere zur Verfügung und ist Bestandteil der Zellstruktur. Polymere sind zum Beispiel Milch- und Rübenzucker, Stärke und Zellulose. Durch die enzymatische Wirkung der im Speichel enthaltenen Amylase werden die Polymere beim Kauen zu Glucose abgebaut.

Zwei Phasen der Photosynthese

Die erste Phase der Photosynthese verläuft lichtabhängig. Sie wird auch als „Primär-", „Licht-" oder „Photoreaktion" bezeichnet und dient der Umwandlung der Lichtenergie in chemische Energie. In der zweiten und lichtunabhängigen Phase, auch „Sekundär-" oder „Synthesereaktion" genannt, wird die chemische Energie aus der Lichtreaktion zur Synthese energiereicher Substanzen genutzt. Mithilfe von Chlorophyll erfolgt die Spaltung von Wasser in Wasserstoff und Stauerstoff sowie die Bildung von Adenosintriphosphat. Der Sauerstoff, der als Nebenprodukt im Photosynthese-Prozess entsteht, wird an die Umwelt abgegeben.

Primärer und sekundärer Pflanzenstoffwechsel

„Primärstoffe" werden im Zuge des „primären Pflanzenstoffwechsels" produziert, der mit der Photosynthese beginnt. Sie bilden die Grundlage für Wachstums- und Entwicklungsprozesse. Im Zuge des „sekundären Stoffwechsels" werden „Sekundärmetabolite" gebildet. Dazu zählen Terpene, phenolische und isoprenoide Verbindungen, Alkaloide, Bitterstoffe, Gerbstoffe, Glykoside, Saponine, Schleimdrogen und ätherische Öle. Sie sind für die Pflanze nicht unbedingt überlebensnotwendig, dennoch sind sie für ihr optimales Gedeihen bedeutsam (BGF, 2019; Price & Price, 1999, S. 30).

Botanische Taxonomie

Kommen Heiltees, Pflanzenmazerate oder ätherische Öle zum Einsatz, bedarf es eines grundlegenden Wissens über botanische Bezeichnungen.

Die vollständige wissenschaftliche Benennung von Pflanzen mit der binären Nomenklatur geht auf den schwedischen Arzt, Biologen und Botaniker Carl von Linné, 1707–1778, zurück. Als Student legte er bereits 1729 eine kleine Schrift über die Sexualität der Pflanzen vor. 1730 folgte die erste Fassung seines Katalogs der Pflanzen im Botanischen Garten von Uppsala, die noch nach dem Klassifizierungssystem Tourneforts angeordnet war und später von ihm überarbeitet wurde. Er benannte 1753 in seinem Lehrbuch „*Species Plantarum*" über 7.000 Pflanzenarten erstmals durchgängig mit zweiteiligen Namen (TU Graz, 2019).

In der botanischen Taxonomie werden die verschiedenen Pflanzen in einer Systematik mit eindeutigen Begriffen hierarchisch strukturiert. Folgende Bezeichnungen ermöglichen die genaue Identifizierung von Pflanzen:

◊ Die Gattung der Pflanze wird in Kursivschrift angeführt, z. B. Lavendel *(Lavandula)*; der erste Buchstabe wird großgeschrieben.

◊ Die Art und Spezies bzw. die Strukturmerkmale der Pflanze werden der Gattungsbezeichnung nachgestellt und kursiv angeführt, z. B. *angustifolia;* die Bezeichnung von Gattung und Art lautet: Echter Lavendel *(Lavandula angustifolia)*.

◊ Unterarten *(Subspecies)*: Eine Pflanzenart wird weiter in Unterarten unterteilt, die oftmals einen Hinweis auf ein bestimmtes geografisches Verbreitungsgebiet geben. Eine Unterart bezieht sich auf eine Gruppe von Pflanzen derselben botanischen Art, die alle das gleiche Aussehen oder ein bestimmtes Merkmal bzw. bestimmte Merkmale aufweisen, aufgrund derer die Unterart gebildet wurde. Unterarten werden in der botanischen Nomenklatur mit einem lateinischen Namen benannt und mit dem Verbindungswort „*subsp.*" oder „*ssp.*" (Abkürzung für Subspecies) dem Artnamen nachgestellt.

◊ Die Varietät *(varietas)* wird durch den kursiv geschriebenen Zusatz „*var.*" angegeben, z. B. *Citrus aurantium var. amara*. Typisch für Varietäten sind beispielsweise Unterschiede im Geschmack, in der Gestalt und/oder in Bezug auf die Farbe einer Pflanze.

◊ Chemotyp: Eine Pflanzenart kann je nach Standort und Intensität an Sonneneinstrahlung mehrere Chemotypen mit je unterschiedlichen Inhaltsstoffen aufweisen. Der jeweilige dominante Chemotyp wird nach der Abkürzung „ct." angeführt, z. B. *Thymus vulgaris* ct. Thymol oder *Thymus vulgaris* ct. Linalool.

◊ Hybrida: In der Botanik wird der Begriff „Hybride" oder „Hybriden" für die Nachkommen der beabsichtigten oder zufälligen und natürlichen Kreuzung von Pflanzen aus verschiedenen Gattungen, Arten oder Unterarten verwendet. Botanische Hybriden enthalten ein x zwischen dem Gattungs- und dem Artnamen. Beispielsweise verweist die Angabe „*Mentha x piperita*" (Gattungsname x Artname in alphabetischer Reihenfolge) auf eine vermutlich zufällig entstandene Kreuzung zwischen *Mentha aquaica* und *Mentha spicata*.

Pflanzliche Wirkstoffklassen

Für die vielfachen Wirkungen von Arzneipflanzen sind nur einige wenige Stoffklassen verantwortlich (BGF, 2019).

Ätherische Öle

Begriffsdefinition

Die Bezeichnung „ätherisch" leitet sich vom griechischen Wort aithḗr (αἰθήρ) ab und bedeutet *„obere, reine Luft"* und *„Himmel"* (DWDS, o. J.), weshalb ein ätherisches Öl auch mit *„Himmelsduft"* gleichgesetzt wird. Gemäß ISO (9235:2013) handelt es sich bei einem ätherischen Öl um ein Erzeugnis, das aus einem pflanzlichen natürlichen Rohstoff gewonnen wird. Dies geschieht entweder durch Wasserdampfdestillation oder auf mechanischem Wege durch das Auspressen der Schalen von Zitrusfrüchten.

Vorkommen in der Natur

Die ätherischen Öle befinden sich in Blüten (Jasmin, Rose, Neroli), Blättern (Salbei, Melisse, Teebaum), Fruchtschalen (Orange, Zitrone), Samen (Fenchel, Kümmel), Wurzeln (Vetiver, Engelwurz), Zweigen (Kiefer, Zypresse), Rinden (Zimt), im Harz (Myrrhe, Weihrauch, Styrax) oder im Holz (Sandel-, Rosenholz). Manche Pflanzen liefern aus verschiedenen Pflanzenteilen ätherische Öle, die sich in ihrer chemischen Zusammensetzung unterscheiden, etwa Zimtrinden- und Zimtblattöl. Die Bitterorange bildet sogar drei ätherische Öle: das Orangenblüten-, Neroliöl und Petitgrain.

Rosenholzöl wird durch Wasserdampfdestillation aus einem Baum namens *„Aniba rosaeodora"*, ein Lorbeergewächs, gewonnen. Der Baum wächst in Südamerika und wurde durch die Ölgewinnung fast ausgerottet. Seit 2010 steht er in Brasilien, Kolumbien, Ecuador, Guyana, Peru, Surinam und Venezuela unter Artenschutz (BN, 2014, S. 1). Ebenso steht Sandelholz, *„Osyris lanceolata"*, aus dem südlichen Afrika bis Simbabwe, aus dem östlichen Afrika einschließlich Tansania, Kenia und Uganda seit 2013 auf der Liste der zu schützenden Holzarten. Um diese Gewächse vor dem Aussterben zu bewahren, muss auf die Vermarktung und auf den Kauf dieses Öls verzichtet werden.

Bezeichnungen auf dem Flaschenetikett

Nur die Aufschrift *„100 % Ätherisches Öl"* garantiert, dass nur ein Öl in der Flasche enthalten ist. Für den arzneilichen Einsatz werden nur phytogene Öle verwendet.

In einem Fläschchen mit der Aufschrift *„Reines ätherisches Öl"* oder *„100 Prozent Jasmin naturrein"* wurde das ätherische Öl nicht mit Alkohol oder einem fetten Pflanzenöl gestreckt. Jedoch könnten sich Ölmischungen im Fläschchen befinden.

Ein einfacher Test zeigt, ob es sich um ein ätherisches Öl oder um ein fettes Pflanzenöl handelt. Träufelt man einen Tropfen ätherisches Öl auf ein Taschentuch, verdampft es rückstandsfrei. Wurde das ätherische Öl mit einem fetten Pflanzenöl gestreckt, bleibt ein Ölfleck auf dem Tuch zurück.

„Naturidentische Öle" sind mit phytogenen Ölen weitgehend identisch. *„Synthetische Öle"* oder *„Parfümöle"* werden künstlich hergestellt. Auf diese therapeutisch unwirksamen und chemisch hergestellten Öle reagieren empfindsame Menschen häufig mit allergischen Reaktionen. Am Markt werden beispielsweise die Duftrichtungen Erdbeere, Banane, Pflaume oder Kokosnuss angeboten, Früchte, aus denen keine ätherischen Öle gewonnen werden können.

Bildung

Pflanzen duften aus Eigennutz, um Insekten anzulocken oder abzuhalten, um sich vor Krankheiten, Kälte und Hitze zu schützen (Werner & von Braunschweig, 2016, S. 37–38). Ätherische Öle werden in den Öldrüsen der Pflanzen gebildet. Eine Schicht ätherischer Öle bewahrt die Blätter bei starker Sonneneinstrahlung vor Austrocknung.

Eigenschaften

Ätherische Öle sind sekundäre Pflanzeninhaltsstoffe, leicht flüchtige, kleinmolekulare und hoch konzentrierte Pflanzenstoffe mit einer Vielzahl von Inhaltsstoffen und einem großen Wirkungs- und Nebenwirkungsspektrum. Sie enthalten keine Fettsäuren, weshalb sie, im Gegensatz zu den fetten Ölen, rückstandsfrei verdampfen. Sie sind fett-, kaum oder nicht wasserlöslich, „hydrophob". Weil sie eine geringere Dichte als Wasser besitzen, schwimmen die Öltröpfchen auf der Wasseroberfläche. In fetten Ölen, z. B. in Mandel- oder Olivenöl, sind sie leicht lösbar.

Ätherische Öldrogen und Pflanzenfamilien

Zu den ätherischen Öldrogen zählen Pflanzen mit hohem Ölgehalt, die verschiedenen Pflanzenfamilien zugeteilt werden, beispielsweise den Lippenblütlern, Doldengewächsen, Korbblütlern und Baldriangewächsen.

Lippenblütler

Zu den Lippenblütlern *(Lamiaceae)* zählen Gartensalbei (*Salvia officinalis*), Rosmarin (*Rosmarinus officinalis*), Thymian (*Thymus vulgaris*), Zitronenmelisse (*Melissa officinalis*) und Pfefferminze (*Mentha* x *piperita*). Lippenblütler sind die größten Lieferanten von ätherischen Ölen, die stimulierend, vitalitätsfördernd und antiseptisch wirken. Die Öle gelten als sicher. Nicht jedoch die ätherischen Öle von Salbei (*Salvia officinalis*) und Ysop *(Pinocamphon)* (Price & Price, 2003, S. 41).

Doldengewächse

Kümmel *(Carum carvi)*, Fenchel (*Foeniculum vulgare*), Maggikraut (*Levisticum officinale*) und Anis (*Pimpinella anisum*) gehören zur Familie der Doldengewächse (*Apiaceae*).

Korbblütler

Die Blüten der Echten Kamille (*Matricaria chamomilla*) wirken entzündungshemmend. Sie kommen als Kamillentee und Kamillenöl zum Einsatz. Die ätherischen Öle der Alant-Wurzel (*Inula helenium*) werden als Bestandteile von Hustentees verwendet.

Baldriangewächse

Innerhalb der Baldriangewächse, *(Valerianaceae)*, ist vor allem der Große Baldrian (*Valeriana officinalis*) zu nennen, dessen ätherische Öle bei Nervosität und Schlafstörung beruhigend wirken. Ähnlich, jedoch schwächer, wirkt der Holunderblättrige Baldrian (*Valeriana sambucifolia*) (BGF, 2019; Kooperation Phytopharmaka, 2019b).

Ätherische Öle sind naturreine Produkte, deren Inhaltsstoffe dem Chemikalienrecht zugeordnet werden, unabhängig davon, ob die stoffgebundenen Eigenschaften für gefährlich oder ungefährlich in Bezug auf Kinder, Schwangere, Augen und Haut eingestuft werden. Eine Einstufung erfolgt auch dann, wenn es sich um reine Naturprodukte handelt. Die Produktkennzeichnung erfolgt auf Basis der Verordnung Nr. 1272/2008 über die Einstufung, Kennzeichnung und Verpackung von Stoffen und Gemischen gemäß dem Global Harmonisierten System der Vereinten Nationen (GHS). Das Ziel liegt im Erreichen eines hohen Schutzniveaus für die menschliche Gesundheit. Diese Verordnung ist in allen Mitgliedstaaten der Europäischen Union rechtlich bindend. Eine Verpackung muss kindersichere Verschlüsse und/oder tastbare Gefahrenhinweise aufweisen, wenn sie die breite Öffentlichkeit erreicht (ECHA, 2019).

Die Produktkennzeichnung muss deutlich sicht- und lesbar, unverwischbar, in deutscher Sprache verfasst sein und folgende Angaben enthalten: Bezeichnung der Herstellerin/des Herstellers, Anschrift und Telefonnummer der Lieferantin/des Lieferanten, Nennmenge des Stoffes oder Gemisches in der Verpackung, Produktidentifikatoren (chemische Bezeichnung des Stoffes oder Gemisches), Gefahrenpiktogramme (ein auf der Spitze stehendes Quadrat, das z. B. für „explosiv" oder „entzündbar" steht), Signalworte, Gefahrenhinweise, geeignete Sicherheitshinweise und sonstige ergänzende Informationen. Zusätzliche Vorschriften sind bei Packungsgrößen von nicht mehr als 125 Milliliter zu beachten (BMI, 2018; ECHA, 2019; WKO, 2019).

Öl-Bezeichnungen

Zudem muss angeführt sein, ob es sich bei dem Öl in der Flasche um ein *„100 % naturreines Öl"* oder um ein *„naturidentisches Öl"* oder um ein *„Parfümöl"* handelt, ebenso folgende Angaben: die Bezeichnung der Herkunftspflanze in Latein, das Ursprungsland, die exakte Füllmenge in Milliliter oder in Gramm, Angaben über den Anbau (z. B. ob kontrolliert biologischer Anbau oder Wildsammlung), das Herstellungsverfahren, bei zähflüssigen Ölen ggfs. die Angabe des Zusatzes und des Mischungsverhältnisses in Prozent (um beispielsweise die Anwendungsfreundlichkeit zu erhöhen) und die Chargennummer. Ebenso bedarf es der Angabe des Pflanzenteils, zumeist in lateinischer Sprache, aus dem das Öl gewonnen wurde, z. B. „*flos*" (Blüte), „*folium*" (Blatt), „*fructus*" (Frucht), „*herba*" (Kraut), „*radix*" (Wurzel), „*rhizoma*" (Wurzelstock), „*semen*" (Samen).

Flammpunkt, Lagerung und Haltbarkeit

Der Flammpunkt der meisten ätherischen Öle liegt zwischen 32 °C und 70 °C. Der von Bitterorange (*Citrus aurantium* var. *amara*; *per*) liegt zwischen 43–45 °C., jener der Zitrone (*Citrus limon*; *per*) bei 43–50 °C. Kamille römisch (*Chamaemelum nobile*; *flos*) hat einen Flammpunkt von 58 °C und Neroli (*Citrus aurantium* var. *amara*; *flos*) einen von 59 °C. Der Flammpunkt von Lavendel (*Lavandula angustifolie*; *flos, flor*) liegt bei 75 °C, jener der Melisse (*Melissa officinalis, flor*) bei 60 °C (Price & Price, 2003, S. 77).

Aufgrund ihrer Entflammbarkeit dürfen ätherische Öle nicht in der Nähe von offenen Feuerstellen aufbewahrt werden. Da die Öle auf Licht und Temperaturschwankungen empfindlich reagieren, werden sie in dunkle Glasgebinde abgefüllt und bei Zimmertemperatur gelagert. An heißen Tagen sollten die Öle in kühlen Kellerräumen oder im Kühlschrank aufbewahrt werden. Ätherische Öle sind flüchtig, sobald sie mit Sauerstoff in Kontakt kommen. Daher sollte ein Fläschchen nur zur Entnahme des Öls geöffnet werden. Kindersichere Schraubverschlüsse verunmöglichen den Zugriff und dass Kinder den Flascheninhalt trinken, was schwere gesundheitliche Schäden auslösen würde. Zitrusöle reagieren auf Licht besonders empfindlich, weshalb ihre Haltbarkeit bei etwa ein bis zwei Jahren liegt. Die meisten durch Wasserdampfdestillation gewonnenen Essenzen halten zwischen drei und fünf Jahre, Absolues etwa fünf Jahre. Eine Trübung der Essenz verweist darauf, dass sie im Bereich der Gesundheits- und Krankenpflege nicht mehr verwendet werden sollte. Die Resistenz von hochwertigen Holz-, Blüten- oder Gewürzölen liegt sogar zwischen 15 und 20 Jahren.

Wirkung im Körper

Die Inhaltsstoffe ätherischer Öle erreichen über die Blutbahn alle Körperregionen und werden über die Nieren wieder ausgeschieden (Miller et al., 1983, S. 1124-1125). Ihre Wirkung reicht von entspannungsfördernd, stoffwechselanregend, entzündungshemmend über antiviral und antimikrobiell. Der Körper reagiert auf die Anwendungen ätherischer Öle stets in derselben Weise, unabhängig davon, ob die Essenzen inhaliert oder über die Haut in den Körper aufgenommen werden.

Geruchs- und Wahrnehmungsschwelle

Als „Geruchs-" bzw. „Erkennungsschwelle" wird die geringste geruchlich noch erkennbare Konzentration eines Stoffes bezeichnet. Die „Wahrnehmungsschwelle" liegt unter der Geruchsschwelle und ist die wahrnehmbare Konzentration, bei der die Aromaqualität jedoch nicht eindeutig festgestellt werden kann (Eisenbrand & Schreiner, 2006).

Unbedenkliche Konzentrationen gemäß ÖGwA

Wenn ätherische Öle zusammen mit hautfreundlichen fetten Pflanzenölen oder natürlichen Emulsionsgrundlagen in Konzentrationen von 0,7 bis 1 %, z. B. zur Dekubitusprophylaxe, oder zur Stimulierung seelischer und geistiger Vorgänge in Konzentrationen von 10^7 bis 10^9 Gramm/m³ Luft verwendet werden, genügen als Qualitätsvorschriften die ISO-Standards für Kosmetika und Lebensmittel. In ISO-Standards werden weder gaschromatische Profile noch Prüfungen auf Pestizide verlangt. Sie unterscheiden sich somit deutlich von den Arzneibuchanforderungen (ÖGwA, 2019). Beträgt die Konzentration eines ätherischen Öls in einem fetten Pflanzenöl mehr als 2 %, ist mit hautreizenden Nebenwirkungen zu rechnen.

Es ist ein Irrtum zu glauben, die Öle wären Naturprodukte und deswegen frei von schädlicher Wirkung auf den Organismus! Unterwünschte gesundheitliche Wirkungen durch den Einsatz ätherischer Öle im Rahmen der Gesundheits- und Krankenpflege müssen gemäß Schilcher und Kollegen (2016) vorsorglich bedacht und deren mögliche Auslöser vermieden werden. Hierzu zählen der Einsatz von ätherischen Ölen ungenügender Qualität, die nicht-rationale Verwendung, die falsche Applikation bzw. Applikationsdauer, eine fehlerhafte Abwägung des Nutzen-Risiko-Verhältnisses, die Verkennung von seltenen (0,5–2,0 %) allergischen Reaktionen und fototoxischen Exanthemen (Hautausschläge).

Im Rahmen der Gesundheits- und Krankenpflege dürfen ätherische Öle niemals pur auf die Haut aufgebracht werden. Ebenso ist von einer oralen Einnahme Abstand zu nehmen, weil einige ätherische Öle auf diesem Wege ihre toxische Wirkung entfalten, etwa Ysop, Pfeffer, Salbei, Kampfer und Petersilie.

Bei Palliativpatient*innen, Epileptiker*innen,
Patient*innen mit Bluthochdruck oder erhöhtem Hirndruck,
während einer homöopathischen Behandlung,
bei Allergiker*innen, Kindern, Schwangeren und Stillenden
ist ein Einsatz ausgewählter und risikoarmer Öle
nur nach ärztlicher Rücksprache,
nach Durchführung eines Haut-Verträglichkeits-Tests
und nur in der geringsten möglichen Konzentration verantwortbar.

Verträglichkeitsprobe

Für die sichere Anwendung ätherischer Öle ist auf die gute Qualität der ätherischen Öle zu achten. Die Dosierungsempfehlungen sind einzuhalten. Solche gibt es beispielsweise für Patient*innen mit hormon-sensitiven Tumoren, Epileptiker*innen und Kindern. Bei Patient*innen mit allergischer Anamnese oder allergischen Erkrankungen wird vor der Anwendung ätherischer Öle ein Verträglichkeitstest durchgeführt: Die ausgewählten Duftstoffe werden in der geplanten natürlichen Pflanzenöl-Mischung, beispielsweise werden 30 Milliliter Pflanzenöl fünf Tropfen ätherisches Öl beigefügt, auf der Innenseite des Unterarms sparsam aufgetragen. Die Frühreaktion wird nach zehn Minuten, die Spätreaktion nach 24 Stunden abgelesen. Nur bei guter Verträglichkeit werden diese ätherischen Öle eingesetzt (Steflitsch, 2017).

Mischen von ätherischen Ölen durch Pflegepersonen gemäß GuKG

Das Mischen von Aromaölen zu medizinischen und pflegerischen Zwecken im Rahmen von Aromatherapie und Aromapflege ist grundsätzlich öffentlichen Apotheken oder Anstaltsapotheken vorbehalten und darf nicht durch Angehörige des gehobenen Dienstes für Gesundheits- und Krankenpflege durchgeführt werden.

Schleimstoffe

Schleimstoffe beschützen Schleimhäute vor chemischen, physikalischen und mechanischen Einwirkungen, indem sie eine reizlindernde Schicht über (entzündete) Haut- und Schleimhautpartien legen. Hierdurch schützen sie die unter sich liegenden Schleimhäute von außen, wodurch die betroffenen Schleimhäute regenerieren können.

Schleimstoffdrogen, „Mucilaginosa", kommen bei Mundtrockenheit und ebenso bei trockenem Reizhusten zum Einsatz. Unter Schleim versteht man kohlenhydrathaltige Stoffe, die im Wasser stark aufquellen und eine abdeckende, einhüllende kolloidale, visköse, fadenziehende Flüssigkeit liefern. Die wirksamen und mit Wasser extrahierbaren Kohlenhydrate bilden zähflüssige, abdeckende, einhüllende kolloidale Lösungen.

Chemisch sind sie mit Zucker verwandt. Die Polysaccharide bestehen meist aus Monosacchariden, Glukuron- und Galakturonsäuren. Schleimstoffe wirken reizmildernd, antiphlogistisch (entzündungshemmend) und schleimhautschützend. Beispielsweise beinhaltet Eibisch aus der Familie der Malvengewächse *(Malvaceae)* Schleimstoffe. Auch Malvenblätter und -blüten, die Isländische Flechte, Leinblüten und Spitzwegerichblätter gehören zu den Schleimdrogen (BGF, 2019; Pahlow, 2001, S. 30).

Saponine

Saponine, lat. „sapo", Seife, sind pflanzliche Glykoside, die zusammen mit Wasser einen haltbaren Schaum bilden, Öl in Wasser emulgieren und rote Blutkörperchen auflösen. Saponindrogen wirken schleimlösend bei zähem Schleim. Durch eine leichte Reizung der Magenschleimhaut wird reflektorisch eine Vermehrung der Sekretion aller Drüsen ausgelöst, was sich in den Bronchien als günstig erweist. Saponine finden sich zum Beispiel bei der zu den Primelgewächsen *(Primulaceae)* gehörenden Echten Schlüsselblume *(Primula veris)*, die als Bestandteil vieler Hustentees verwendet wird (BGF, 2019; Pahlow, 2001, S. 30).

Gerbstoffe

Gerbstoffe haben zusammenziehende Eigenschaften. Sie binden Eiweißstoffe der Haut und Schleimhaut und wandeln sie in widerstandsfähige unlösliche Stoffe, worauf auch ihre Heilwirkung beruht. Den auf verletzter Haut und Schleimhaut angesiedelten Bakterien entziehen sie dadurch den Nährboden. Gerbstoffhaltige Drogen sind beispielsweise Eichenrinde, Blutwurz und Heidelbeere. Eine unerwünschte Nebenwirkung ist die Reizung der Magenschleimhaut, weshalb der Tee kalt zubereitet wird, da auf diesem Wege nur ein Bruchteil der Gerbstoffmenge ausgezogen wird. Bei der Mundpflege kommen Gerbstoffe als Spülmittel bei entzündetem Zahnfleisch zum Tragen (Pahlow, 2001, S. 29).

Gerbstoffe wirken zudem entzündungshemmend und blutstillend. Bei den Zaubernussgewächsen *(Hamamelidaceae)* enthält zum Beispiel die Virginische Zaubernuss *(Hamamelis virginiana)* in Blättern und Rinde Gerbstoffe, ebenso viele Arten der Rosengewächse (*Rosaceae*), wie beispielhaft der Odermennig (*Agrimonia eupatoria*) (BGF, 2019).

Alkaloide

Bei den Alkaloiden handelt es sich um stark wirksame „Heilgifte". Wie der Name schon sagt, reagieren sie alkaliähnlich. Hierzu zählen Stoffe wie Coffein, Theophyllin, Theobromin und Atropin (das Gift der Tollkirsche). Die Familie der Mohngewächse (*Papaveraceae*) bildet einen alkaloidhaltigen Milchsaft. Der Milchsaft des Schlafmohns (*Papaver somniferum*) enthält dessen Hauptalkaloid, das Morphin. Jenes tödliche Gift, das Sokrates trinken musste, um sich selbst zu richten, der „Schierlingsbecher", war das Alkaloid des Fleckenschierlings (*Conium maculatum*) aus der Gruppe der Doldenblütler (BGF, 2019; Pahlow, 2001, S. 29).

Bitterstoffe

Bitterstoffe, „*Amara*", kommen in der Pflege des trockenen Mundes dann zum Einsatz, wenn die Mund- und Rachenschleimhaut entzündet ist und/oder ein übler Mundgeruch vorliegt. Beispielsweise enthalten Salbeiblätter neben Gerbstoffen auch Bitterstoffe.

Glykoside

Glykoside sind mit ihrer Wirkungsvielfalt im Pflanzenreich weit verbreitet, weshalb die alleinige Bezeichnung „Glycosid" wenig aussgt. In der Heilpflanzen-Literatur ist die Bezeichnung „*Glyosiddroge*" geläufig. Allen Glykosiden ist gemeinsam, dass sie durch Hydrolyse, das ist die Aufspaltung unter Wasseraufnahme, in ein Zucker und ein Nicht-Zucker gespalten werden können. Bei diesem Prozess entsteht das „Aglykon". Beispielsweise ist die schweißtreibende Wirkung der Lindenblüten auf Glykoside zurückzuführen. Senfölglykoside stammen aus der Familie der Kreuzblütler, etwa Weißer Senf (*Sinapis alba*) und Schwarzer Senf (*Brassica nigra*). Manche Bitterstoffe und Flavonoide sind oftmals Glykoside. In der Mundpflege kommen sie eher nicht zum Einsatz (BGF, 2019; Pahlow, 2001, S. 29).

Vitamine, Mineralien und Spurenelemente

Vitamine, Mineralien und Spurenelemente sind essentielle Nährstoffe von Pflanzen. Als Tee sind sie an der Heilwirkung wesentlich beteiligt. Eine Pflanzendroge kann gezielt als Vitaminlieferant eingesetzt werden, beispielsweise Hagebutte oder Sanddorn (Pahlow, 2001, S. 30).

Flavonoide

Flavonoide sind an der Gesamtwirkung einer Heilpflanze beteiligt, doch sind sie wegen der unterschiedlichen Arten und Eigenschaften schwer zu charakterisieren (Pahlow, 2001, S. 30).

Pflegerische Angebote bei Mundtrockenheit

Bei der Pflege des Mundes sind persönliche Vorlieben der Patientinnen und Patienten zu erfragen. Routinen, die das pflegerische Vorgehen begleiten, müssen unbedingt hinterfragt und an die individuellen Bedürfnisse der Betroffenen angepasst werden. Nicht nur der Geschmack, auch der Geruch und der Anblick von Speisen oder Getränken, sogar alleinig der Gedanke daran, fördert bereits den Speichelfluss. Der Kreativität bei der appetitlichen Zubereitung sind keine Grenzen gesetzt!

Da in den Mund eingebrachte Flüssigkeit schon nach wenigen Atemzügen wieder verdunstet, bedarf es der oftmaligen Befeuchtung der Mundschleimhaut innerhalb kurzer Zeit, um das Durstgefühl erfolgreich zu lindern. Primär ist also nicht die Mundpflegelösung ausschlaggebend, sondern die Häufigkeit der Durchführung. Alle sonstigen Maßnahmen, die den Feuchtigkeitsgehalt der Atemluft erhöhen bzw. das subjektive Gefühl von Durst lindern, sollten ebenso ausgeschöpft werden. Die nachstehend angeführten Möglichkeiten zur Mundbefeuchtung sind nur bei intakter und reizloser Mundschleimhaut anzuwenden.

Tees

Begriff

Die Bezeichnung „Tee" wird sowohl für das Fertiggetränk als auch für das pflanzliche Ausgangsmaterial, die „Teedroge", verwendet. Für die Mundpflege kommen Arzneitees in Form von Einzeldrogen und Teegemischen zum Einsatz. Sie sind als Arzneimittel in Apotheken erhältlich und müssen Qualitätsanforderungen des Arzneibuches erfüllen. In Österreich sind das „Europäische Arzneibuch" und das „Österreichische Arzneibuch" rechtsverbindlich (Kubelka, 2017, S. 6).

Teegemische

Teegemische für bestimmte Symptome sind der Homepage der Österreichischen Gesellschaft für Phytotherapie (ÖGPhyt, 2019a) zu entnehmen.

Offene Tees/Apothekenqualität

Werden Tees für die Mundpflege im palliativen Kontext verwendet, sollten diese in der Apotheke gekauft werden, aus biologischem Anbau stammen und gemäß Angabe auf der Packung gelagert und zubereitet werden. Bei niedrigem Schadstoffgehalt ist das Spektrum an Wirkstoffen hoch. Um die gewünschten Wirkstoffe aus einer Pflanze herauslösen zu können, bedarf es der „Extraktion", das Herauslösen mit einem Lösungsmittel. Bei einem Tee handelt es sich um ein „Extrakt", d. h., ein natürlicher Rohstoff wird mit einem oder mehreren Lösungsmitteln behandelt (ISO 9235:2013). Sofern dieser Prozess nicht dem Apothekerlabor oder der pharmazeutischen Industrie vorbehalten ist, etwa in Form von Tinkturen, Sirups oder Drogenpulver in Kapseln, können Tees selbst zubereitet werden (Pharming, 2001, S. 27–28). Da die einzelnen Teile einer Heilpflanze Wirkstoffe in unterschiedlicher Menge und Intensität aufweisen, bedarf es des fachkundigen Wissens darüber, welche Inhaltsstoffe für die jeweilige pflegerische Problemsituation genutzt und wie sie möglichst schonend aus der Pflanze herausgelöst werden können. Die Qualität der Pflanzen, die Art der Zubereitung von Tees und die Dosierung sind demnach sehr bedeutsam für die lokale Heilwirkung.

Zubereitungen

Folgende Weisen der Zubereitung werden unterschieden:

Kaltauszug/Mazerat

Durch einen Kaltauszug werden die Wirkstoffe besonders hitzeempfindlicher und schleimhaltiger Pflanzen besonders schonend behandelt. Die Ziehdauer der Pflanzen, die in kaltem Wasser und bei Raumtemperatur angesetzt werden, liegt zwischen ein und zwei Stunden, wobei die Zubereitung zwischenzeitlich mehrmals umgerührt werden sollte. Im fertigen Teegetränk liegen die wasserlöslichen Inhaltsstoffe in einer Verdünnung von etwa 1 bis 10 Gramm auf ca. 200 Milliliter vor, das „Droge-Extrakt-Verhältnis" beträgt 1–10:200 (Kubelka, 2017, S. 6). Diese Tees können kühl oder leicht erwärmt genossen werden. Der Nachteil des Kaltansatzes liegt in der schnelleren Keimbildung des Auszugs.

Sekundenüberbrühung/Frischaufguss

Die Sekundenüberbrühung kommt vor allem bei frischen Kräutern zur Anwendung, daher auch die Bezeichnung „Frischaufguss". 1 Eßlöffel Heilkräuter werden mit ca. 1 Liter kochendem Wasser überbrüht. Die Ziehdauer beträgt nur etwa 20 bis 30 Sekunden, da die heilenden Stoffe bereits in dieser kurzen Zeit aus der Pflanze gelöst werden. Diese Form ist ideal als Durstlöscher mit Kräutergeschmack, etwa dem der Zitronenmelisse oder der Pfefferminze. Bei einer jeden Art des Auszugs durch die Einwirkung eines Lösungsmittels werden die Pflanzenteile anschließend abgeseiht.

Heißer Aufguss/Infus

Durch einen heißen Aufguss, „Infus", lat. „infusio", bedeutet „hineingießen", werden die Wirkstoffe einer Pflanze durch Übergießen mit kochendem Wasser gelöst. Das Infus kommt vor allem bei Blüten, Blättern und Früchten zur Anwendung. Trockene Früchte wie Fenchel oder Anis sollten vor dem Aufgießen mit einem Mörser zerstoßen werden. Für 1 Eßlöffel Droge werden 150 bis 200 Milliliter Wasser benötigt. Um die ätherischen Öle einer Pflanze nicht zu zerstören, sollte man das kochende Wasser zunächst etwa eine Minute abkühlen lassen und erst dann die Droge damit übergießen. Die Ziehdauer der mit kochendem Wasser überbrühten Droge liegt zwischen fünf und zehn Minuten. Der Behälter sollte mit einem Deckel geschlossen werden, damit die ätherischen Öle nicht mit dem Wasserdampf verloren gehen. Bei flavonoidhaltigen Drogen, beispielhaft bei Ringelblumenblüten, liegt die Ziehdauer zwischen 10 und 20 Minuten.

Abkochung/Dekokt

Die Abkochung, der Absud oder das „Dekokt" leitet sich vom lateinischen Wort „decoquere", das bedeutet „abkochen", ab. Dabei wird die zerkleinerte Arzneidroge zunächst in kaltem Wasser angesetzt. Anschließend wird die Droge zum Sieden erhitzt. Danach lässt man sie 5-10 Minuten kochen und seiht dann ab. Diese Art der Teezubereitung kommt bei Rinden-, Holz- und Wurzeldrogen, auch bei Samen zur Anwendung (Kubelka, 2017, S. 6).

Dieses Kapitel gibt einen Überblick über Teezubereitungen bei Mundtrockenheit. Um die Zubereitung von Schleimdrogen schonend und wirksam durchführen zu können, empfiehlt sich das vorherige Lesen des Kapitels „*Schleimstoffe*".

Tee aus Eibischblatt, -wurzel

Eibischschleim hilft bei Mundtrockenheit, Hustenreiz und auch bei entzündeter Mundschleimhaut. Weil die (entzündete) Mundschleimhaut von Schleimstoffen des Eibischblattes und der Eibischwurzel mit seiner „Schutzschicht" überzogen wird, wird der Heilungsprozess erleichtert.

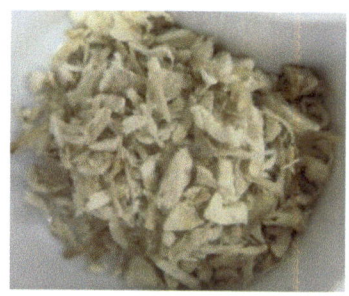

Abbildung 10: Eibischwurzel

Zubereitung von Eibisch: isoliert & kalt/ als Teemischung & heiß

Da die Polysaccharide durch das Übergießen mit heißem Wasser zerstört werden, wird der Kaltansatz von Eibisch empfohlen. Allerdings gibt es Bedenken bezüglich der mikrobiellen Qualität dieser Zubereitungsform. Bei kaltem Wasser bleibt die Reduktion der natürlichen Keimbesiedelung aus; Polysaccharide bieten außerdem einen Nährboden für Mikroorganismen.

Länger (2007, S. 13) verweist auf ein Forschungsergebnis im Rahmen einer Dissertation, die im Department für Pharmakognosie der Universität Wien verfasst wurde. Demnach werden Polysaccharide durch das Überbrühen mit heißem Wasser nicht zerstört. Länger folgert daraus, dass Eibischblätter und -wurzeln, wenn sie in Teemischungen vorkommen, wie herkömmlicher Tee zubereitet werden können. 1 Teelöffel Tee wird mit 150 Milliliter heißem Wasser übergossen. Die Ziehdauer liegt bei zehn Minuten.

Wird hingegen ein Tee ausschließlich aus Eibischblättern oder -wurzeln zubereitet, sollte die Droge im kalten Wasser angesetzt werden. Eibischwurzel enthält viel Stärke, die bei Kontakt mit heißem Wasser verkleistern würde. Die

Wurzelstückchen wären dann mit einer Isolierschicht überzogen und nur Spuren von Schleimstoffen extrahierbar (Länger, 2007, S. 13).

Tee aus Isländischem Moos

Das Isländische Moos, lat. „*Cetraria lichen*", ist eine in Europa vorkommende Flechte (kein Moos!), die bis zu 70 % Schleim enthält. Die bitteren Flechtensäuren haben eine schwache antibiotische Wirkung (Pahlow, 2001, S. 172). Für einen Tee, der bei Schleimhautreizungen in Mund und Rachen und dem oft damit verbundenen Husten verwendet wird, übergießt man einen Teelöffel der Droge mit 150 Milliliter kochendem Wasser, lässt das Gemisch zehn Minuten ziehen und seiht ab.

Tee aus Malvenblüten (und/oder Malvenblättern), Süßholzwurzeln, Eibischblättern- und Eibischwurzeln

Rezeptur

◊ Malvenblüten 2,0 Gramm

◊ Süßholzwurzeln 8,0 Gramm

◊ Eibischwurzeln 15,0 Gramm

◊ Eibischblätter 25,0 Gramm

Dieser Tee wirkt reizlindernd, entzündungshemmend und epithelaktivierend. Die Schleimstoffe von Eibischblatt und -wurzel wirken phygozytosesteigernd, was die Abwehrleistung erhöht. Der Tee zeigt unmittelbar nach dem Aufgießen eine Blaufärbung, die nach etwa zwei Minuten in eine rötlich-bräunliche Färbung übergeht. Der Geschmack des Tees ist süßlich (ÖGPhyt, 2015, S. 10).

Hagebutten-Tee

Ein Tee aus Hagebutten, das sind die Scheinfrüchte der Heckenrose, ist reich an Vitamin C, ebenso an den Vitaminen A, B_1, B_2, K, P, an Mineralstoffen, Fruchtsäuren, Flavonoiden, Gerbstoffen. Die Kerne der Hagebutten enthalten Zucker. Das Vitamin C unterstützt die Immunabwehr. Während der Vitamingehalt in Tees rasch abnimmt, behält ein Tee aus Hagebutten über mehrere Stunden den vollen Gehalt an Vitaminen. Man bereitet einen heißen Aufguss und übergießt die Pflanzenteile mit siedendem Wasser und lässt sie 15 Minuten lang ziehen. Ein übermäßiger Konsum kann zu einer Reizung der Magenschleimhaut führen.

Ringelblumen-Tee

Die Blüten der Ringelblumen, lat. „*Calendula officinalis*", haben folgende Inhaltsstoffe: Schleimstoffe, Calendulin, Saponine, Bitterstoffe, Säuren u. a. Ein Ringelblumen-Tee beugt Entzündungen im Mundbereich vor. Eine eventuelle Allergie auf Korbblütler muss vor dem Trinken abgeklärt werden.

Anti-Mucositis-Tee

Dieser Tee wird aus Thymian, Majoran, Salbei, Zimtrinde und Gewürznelken jeweils zu gleichen Teilen zubereitet.

Optische und geruchliche Speicheldrüsen-Stimulation

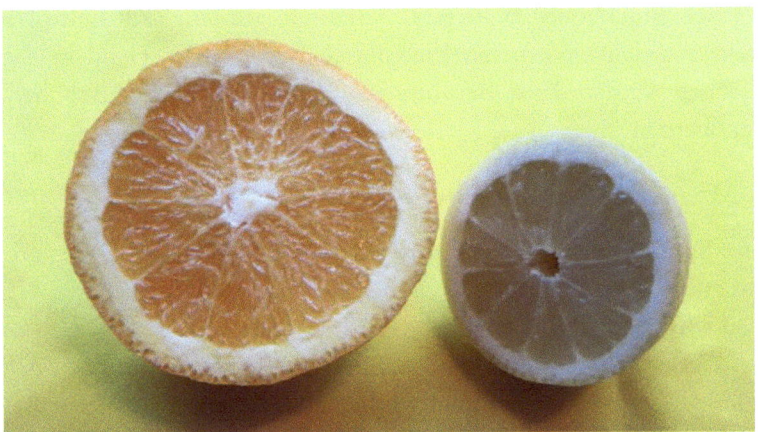

Abbildung 11: Anblick und Duft von Zitrusfrüchten fördert den Speichelfluss

Bereits der Anblick von Zitrusfrüchten, sofern sie positive Erinnerungen auslösen und gerne genossen wurden, stimuliert den Speichelfluss. Ebenso fungieren Gerüche als Erinnerungsauslöser und führen oftmals weit in die Lebensbiografie eines Menschen zurück. Vor allem bei jenen Patientinnen und Patienten, die reflektorisch die Lippen zusammenpressten, positionierte ich mehrmals täglich eine Fotografie von aufgeschnitten Zitrusfrüchten in ihrem Blickfeld. So kamen sie durch den erhöhten Speichelfluss zur Mundpflege, ohne es zu merken. Denselben Effekt erreicht man durch eine Raumbeduftung mit ätherischen Agrumenölen wie Zitrone, Limette oder Neroli.

Möglichkeiten zur Raumbeduftung

Die Raumbeduftung kann durch elektrische Duftlampen, diese werden auch als „Aroma-Stones" bezeichnet, erfolgen. Bei einem Aromastreamer wird das ätherische Öl, empfohlen wird, stets dasselbe zu verwenden, auf ein auswechselbares Vlies aufgebracht. Anstatt einer Dauerbeduftung erweist sich eine kurzzeitige und dezente Beduftung unterhalb der Geruchsschwelle als sinnvoll.

Trockeninhalation

1 bis 2 Tropfen eines ätherischen Öls kann auf einen Duftträger, beispielsweise auf ein Taschentuch oder Wattepad, geträufelt werden. Das Duftöl könnte auch direkt aus dem geöffneten Riechfläschchen mit der Hand in Richtung Nase gefächelt werden. Eine Berührung der Nase mit dem Fläschchen sollte vermieden werden.

Sanftes Massieren der Speicheldrüsen

Das sanfte Stimulieren der Speicheldrüsen kann in die tägliche Pflege des Gesichts integriert werden. Durch kreisende Bewegungen können die Ohrspeicheldrüsen stimuliert und in Richtung der Backenzähne ausgestrichen werden. Auch das Auflegen feuchtwarmer Tücher regt ihre Produktion an. Auch die Unterkiefer- und Unterzungendrüsen können manuell vom Hals in Richtung Unterkiefer ausgestrichen werden. Hierzu müsste der Kopf der Patient*innen leicht nach oben und zur Seite geneigt werden.

Kauen

Der natürlichste Weg, um die Speichelproduktion zu erhöhen, ist das Kauen. Beim Kauen einer trockenen Speise werden bis zu 4 Milliliter Speichel/Minute abgegeben. Das ist eine 40-mal höhere Speichelproduktion als ohne Kaubewegungen. Doch bereitet der Kauvorgang Patient*innen mit ausgeprägter Xerostomie und Mucositis Beschwerden, weshalb sie eher breiige, klebrige Nahrung bevorzugen. Dennoch, so Meyer-Lückel und Kielbassa (2002, S. 1038), sollten sie mit einem Schluck Wasser nach jedem Bissen auch kauzwingende Kost wie Brotrinden, Dörrfrüchte, Kaugummis oder gelatinehaltige und zuckerreduzierte Fruchtgummis zu sich nehmen und dazu ermutigt werden.

Dörrobst

Durch das Kauen von säuerlichem gedörrten Obst, z. B. Apfel, Zwetschge oder Aprikose, wird die Speichelproduktion angeregt. Vorsicht ist bei Patient*innen mit Diabetes mellitus geboten. In größeren Mengen wirkt gedörrtes Obst abführend. Das Entfernen der klebrigen Obstteile vom Zahnschmelz wird mitunter als unangenehm erfahren.

Kaugummis

Kaugummis beinhalten Substanzen wie Fluoride oder Chlorhexidin. In einer Studie an 106 Patient*innen mit einer Speichelflussrate weniger als 1 Milliliter /Minute erwies sich das Kauen von Kaugummis wirksamer als das Lutschen von Bonbons oder die Gabe von Speichelersatzmitteln (Björnstrom et al., 1990). Der „Kaugummi V6" in der Geschmacksrichtung „Green Tea Jasmin" ist zuckerfrei und reich an Calcium. Neben der Förderung des Speichelflusses wird saures Milieu neutralisiert. Zudem erweist sich das Kauen von Kaugummi hilfreich bei Mundgeruch. Erfahrungsgemäß verfügen stark geschwächte Menschen nicht mehr über die Kraft, klebrige Kaugummis von Zahnersätzen, vom Gaumen oder aus Zahnzwischenräumen zu entfernen.

Saure Speichel-Stimulantien

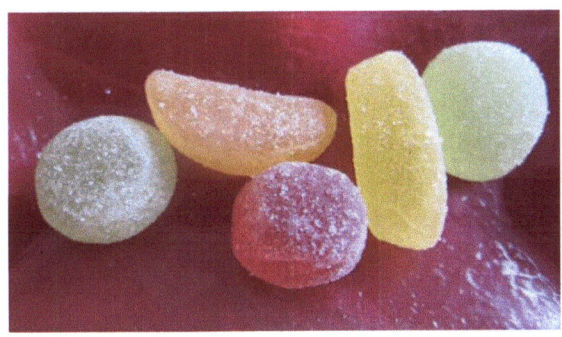

Abbildung 12: Saure Drops

Saure bzw. extrem saure Drops entstehen durch Fruchtsäuren und den Aromen von Sanddorn, Zitrone, Orange, Kirsche oder Apfel. Saure Bonbons und Getränke oder die Beigabe von Zitronensäure in Speisen und flüssigen Gemengen fördern den Speichelfluss. Jedoch fördert Säurehaltiges die Entstehung von Erosionen und Demineralisierung, weshalb bei bezahnten Patient*innen von einer überwiegenden Gabe über einen längeren Zeitraum Abstand genommen werden soll. Auch der Saft von Sauergemüse, eingelegte Gurken, Zwiebeln oder von Rollmöpsen führt zu einer vermehrten Speichelproduktion.

Sanddorn: Fruchtfleisch-Öl, Shots, Bonbons

Sanddorn, lat. *„Hippophae rhamnoides"*, zur Familie der Ölweidengewächse und zur Gattung Sanddorne gehörend, hat entzündungshemmende, schleimhautschützende und schmerzstillende Eigenschaften.

Sanddornfruchtfleisch-Öl

Das Öl aus der Sanddornbeere ist reich an Vitamin E und Provitamin A. Es kann pur auf die Mundschleimhaut und auf die Lippen aufgetragen werden.

Eiswürfel aus Sanddornsaft/Sanddorn-Shots

Kalt gepresstes Sanddornöl kann pur auf die Mundschleimhaut aufgestrichen oder gesprüht werden.

Eiswürfel aus Sanddornsaft/Sanddorn-Shots

Etwa zwölf Sanddornbeeren decken den täglichen Bedarf an Vitamin C. Aus frisch gepresstem Sanddornsaft werden Eiswürfel hergestellt, die Getränken oder Speisen beigemengt werden können (Business Hub Berlin UG, 2017, S. 116).

Sanddorn-Bonbons

Für das Herstellen der Bonbons benötigt man 50 Milliliter naturreinen Sanddornsaft, 100 Gramm Zucker, 20 Gramm Honig oder Glukosesirup, zudem ein Haushaltsthermometer und eine Silikonform für kleine Süßigkeiten. Der Zucker wird in den kalten Sanddornsaft eingerührt, bis er sich aufgelöst hat. Dann wird der Honig beigegeben. Die Masse wird ohne Rühren bis auf 150 °C erhitzt, um anschließend mit einem kleinen Löffel in die Silikonform gefüllt zu werden. Die hitzebeständigen Vitamine A, E, B_{12} bleiben erhalten, nicht jedoch das C-Vitamin (Business Hub Berlin UG, 2017, S. 116–117).

Gelees

Aroniabeeren-Gelee

Für dieses Vitamin C-, E-, K- und B-reiche Gelee benötigt man 1,2 Liter Frischpresssaft von Aroniabeeren, 500 Gramm Gelierzucker 3:1 und den Saft einer halben Zitrone. Der Saft wird mit dem Gelierzucker und dem Zitronensaft vermengt und unter ständigem Umrühren etwa fünf Minuten lang gekocht. Die heiße Masse wird in sterilisierte Schraubgläser gefüllt. Das Glas sollte fünf Minuten „auf dem Kopf" stehen, um im Deckel anhaftende Keime zu vernichten.

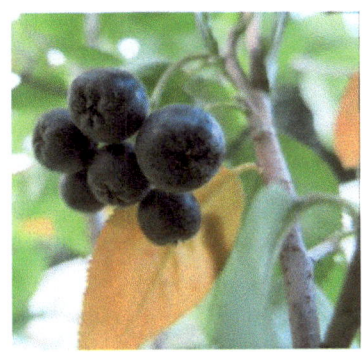

Abbildung 13: Aroniabeeren

Aroniabeeren, auch „Apfelbeeren" genannt, sind reich an Mineralstoffen, Kohlenhydraten und Ballaststoffen, beinhaltet außerdem organische Säuren wie Apfel-, Zitronen- und Weinsäure. Den Flavonoiden der Aroniabeeren werden entzündungshemmende und antivirale Eigenschaften zugesprochen. Wegen des bitter-herben Nachgeschmacks der Aroniabeere bevorzugen Patient*innen mit trockener Mundschleimhaut erfahrungsgemäß die Herstellung des Gelees mit Gelierzucker.

Quitten-Gelee

Für vier Gläser werden 2 Kilogramm Quitten, 1 Liter Wasser, 600 Gramm Zucker, 4 Eßlöffel Zitronensaft und das Mark von 2 Vanilleschoten benötigt.

Die Quitten werden abgerieben, gewaschen, geviertelt, entkernt und würfelig geschnitten. Alle Zutaten werden kurz aufgekocht und für mindestens 45 Minuten weich geköchelt. Danach werden die Früchte durch ein Tuch abgeseiht, die Flüssigkeit wird aufgefangen. Die Früchte können zu Mus weiterverarbeitet werden.

In je 200 Milliliter Saft werden je ein bis zwei Eßlöffel Zitronensaft und 150 Gramm Zucker eingerührt, nochmals aufgekocht und etwa zehn Minuten geköchelt, ohne dabei umzurühren. Je reifer die Quitten sind, desto höher ist der

Pektingehalt. Der Gelierpunkt ist nach etwa zehn Minuten erreicht. Das Gelee wird in sterilisierte Gläser gefüllt (Business Hub Berlin UG, 2017, S. 72).

Zuckerfreie pflanzliche Gelierhilfen

Alternativ zu tierischen Gelierhilfen können auch vegane zuckerfreie Binde- und Geliermittel, erhältlich in Biomärkten und Reformhäusern, verwendet werden. Sie quellen in Flüssigkeiten auf und fungieren als Konsistenzgeber. Agar-Agar wird aus Rotalgen hergestellt und geliert nach kurzem Aufkochen. Für das Gelieren kühler Speisen kann es nicht eingesetzt werden. Stattdessen könnte ein Gelierersatz aus Braunalgen, *„Alginate"*, verwendet werden. Guar-kernmehl vermag Flüssigkeiten zu gelieren, die dann eine cremige Konsistenz aufweisen. Weitere Alternativen zu tierischen Geliermitteln sind Pektin aus Äpfeln, Johannisbeeren und Quitten, Johannisbrotkernmehl, Kartoffel- und Maisstärke. Pektin kann kalte Speisen nicht gelieren.

(Eis-)gekühltes

Gefrorenes darf nur angetaut gereicht werden, damit es lokal nicht zu Erfrierungen an der Mundschleimhaut kommt. Die lokale Unterkühlung des Gewebes führt zu einer Hemmung der Schmerzrezeptoren. Als Materialien sollten Blister, Eiswürfelzerkleinerer, Smoothie Maker und eine Eismaschine bereitstehen.

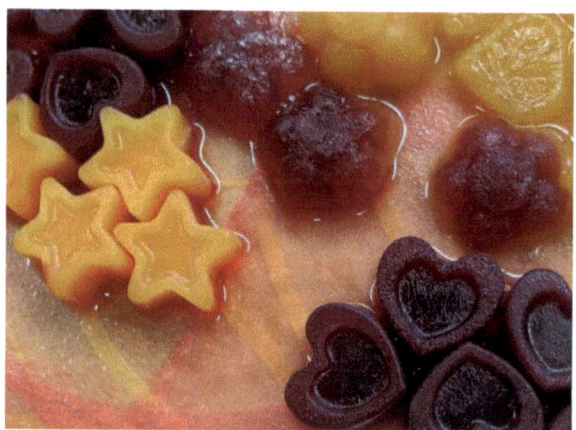

Abbildung 14: Eiswürfel aus Pfirsich-, Ananas- und Johannisbeersaft

Der Speichelfluss kann auch durch das Lutschen von klein geschnittenen, (eis-)gekühlten Fruchtstücken wie Ananas, Mandarine, Orange, Grapefruit, Johannisbeere, Pfirsich, Zitrone oder Kiwi angeregt werden.

Empfehlenswert ist kühles oder gefrorenes Speiseeis aus Zitrone, Limette, Ananas oder Erdbeere, ebenso (eis-)gekühlter

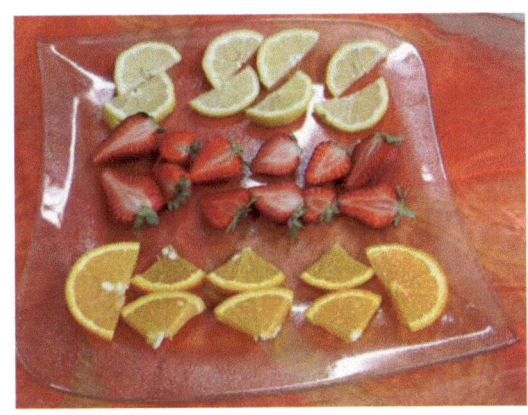

Abbildung 15: (eis-)gekühlte Früchte

Joghurt. Eiswürfel können aus Orangen-, Johannisbeer-, Sanddorn-, Ananassaft, aus Cola, Bier oder Sekt hergestellt werden. Auch verdünntes Zitronenwasser, leicht gesüßt mit Honig, ist beliebt. Eiswürfelbeutel oder entsprechende Gefrierformen können hierzu verwendet werden. Pralinen-Blister bieten sich für die Herstellung von Eiswürfeln an.

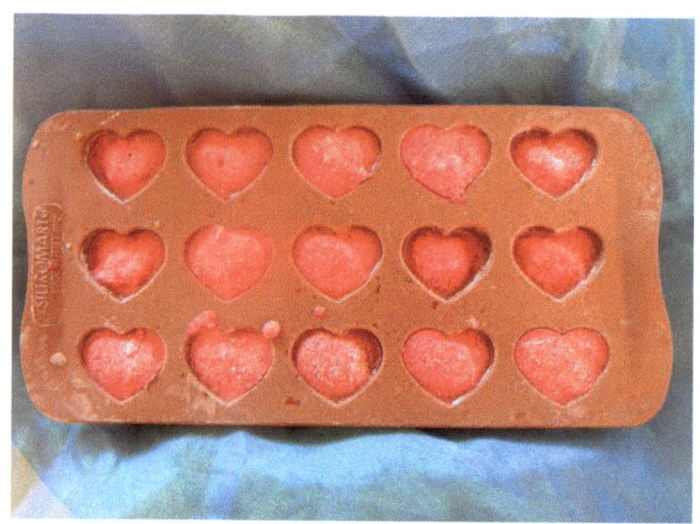

Abbildung 16: Silikonform mit eisgekühltem Smoothie-Brei

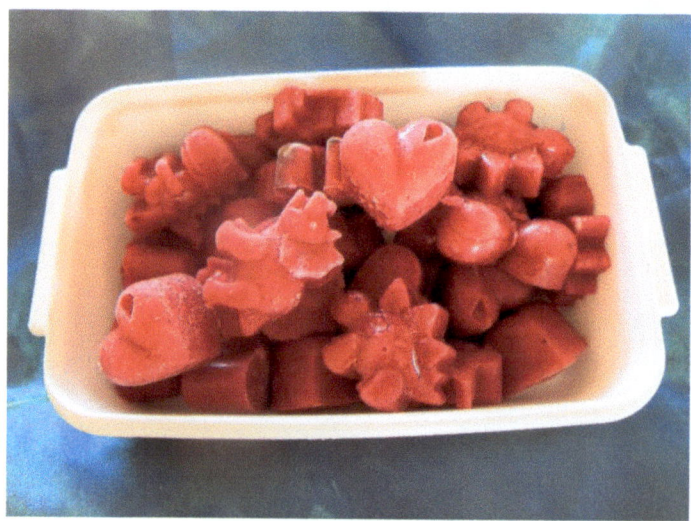

Abbildung 17: Eiswürfel aus Aronia, Sanddornsaft, Banane, Apfel, Zitronenmelisse und Vanille.

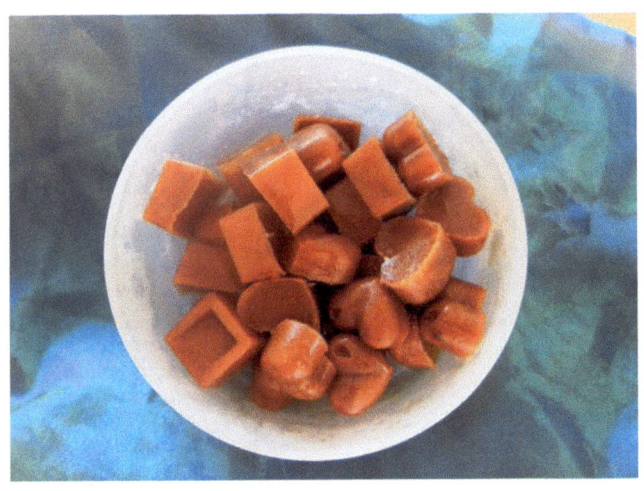

Abbildung 18: Eiswürfel aus Sanddorn-Frischsaft. Der Geschmack ist säuerlich

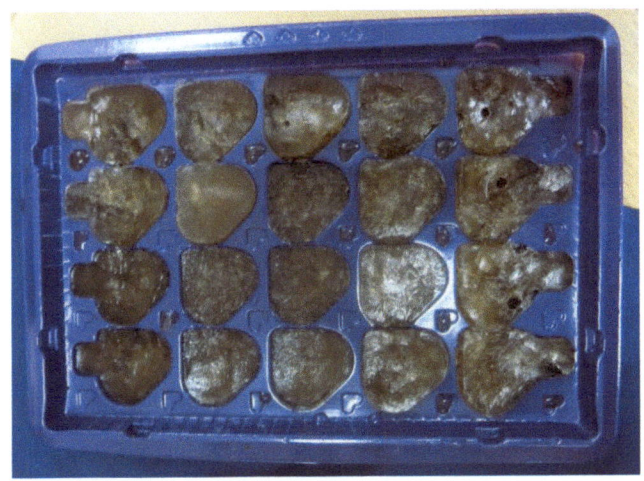

Abbildung 19: Pralinen-Blister mit eisgekühlter Cola

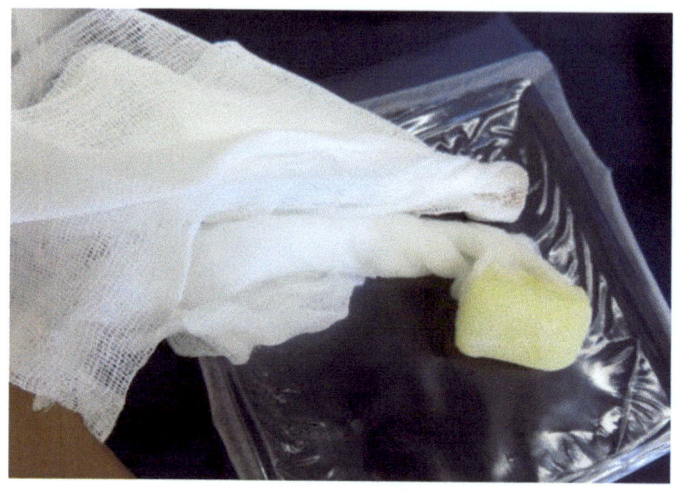

Abbildung 20: Kühle Fruchtstücke werden bewusstseinsbeeinträchtigten und/oder aspirationsgefährdeten Patient*innen in einem angefeuchteten Gazetupfer gereicht

Bei Patient*innen mit Aspirationsneigung wird das kühle Fruchtstück in einen angefeuchteten Gazetupfer gewickelt und in die Wangentasche gelegt. Die Erkrankten sollten hierbei die Seitenposition einnehmen und der Kopf sollte in Richtung Brust geneigt sein. Dadurch wird das Aspirieren kleinster Flüssigkeitsmengen verhindert. Das Ende des Tupfers wird von außen festgehalten. Falls keine Zungenmotilität mehr möglich ist, muss das Fruchtstück durch die Betreuenden bewegt werden, damit es zu keinen lokalen Erfrierungen kommt.

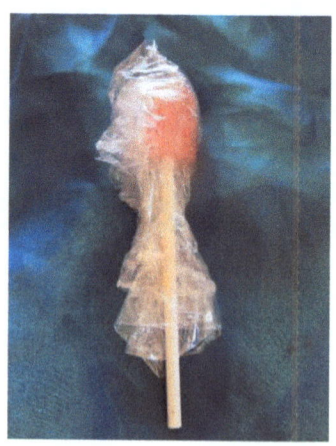

Abbildung 21: Oral-Swabs können in Flüssigkeiten getränkt und eingefroren werden

Fettiges, Öliges und Cremiges

Patient*innen berichten, dass dickflüssige Getränke und ölige Substanzen, etwa geschmacksneutrale Salatöle, die Trockenheit lindern helfen. Nach dem Auftröpfeln von Walnuss- oder Olivenöl mit Zitronengeschmack auf die Zunge und nach dem Verteilen des Gemisches im Mund wird die Feuchtigkeit im Mund länger „gebunden", so die Erkrankten, zudem fördert die Zitrone den Speichelfluss. Es eignen sich alle fetthaltigen und cremigen Lebensmittel: Rahm, Honig, geschlagene Sahne mit einigen Tropfen Orangen- oder Zitronensaft, fettreicher Joghurt, Gervais, Streichwurst, Bratfett, Butter usw., je nach Vorlieben. Es hat sich bewährt, festen Honig im lauwarmen Wasserbad zu erwärmen und den verflüssigten Honig mit Wasser zu verdünnen.

Palliatives Mundpflegeöl

Fette Pflanzenöle können mit einem ätherischen Öl vermengt werden. Beispielsweise kann einem Walnuss- oder Sesamöl das ätherische Öl der Myrrhe beigemengt werden. Da es sich hierbei jedoch um eine orale Einnahme handelt, bedarf die Anwendung von Pflegeölen in der Mundhöhle im ambulanten oder stationären Kontext unbedingt einer vorausgehenden ärztlichen Genehmigung. Das Mischen eines fetten Pflanzenöls mit einem ätherischen Öl muss von Apotheker*innen durchgeführt werden, um die Gefahr einer Überdosierung auszuschließen.

Vitamin-A- oder -E-Kapseln

Vitamin-A- oder -E-Kapseln wirken der Mundtrockenheit entgegen (Tomia & Dörner, 2009, S. 28).

Palliative Mundpflegelösung

Die palliative Mundpflegelösung kann verdünnt oder pur angewendet werden. Sie hilft gegen das Trockenheitsgefühl und beugt Entzündungen vor. 100 Milliliter Aqua destillata enthalten 15 Milliliter Propylenglycol, 20 Milliliter Bepanthenlösung, 4 Milliliter Salviathymol und 2 Milliliter Eukamillat. Die Lösung kann auch mittels Mikrozerstäuber verabreicht werden. Im ambulanten und stationären Kontext ist für die Anwendung einer palliativen Mundpflegelösung eine Arztanordnung nötig.

Synthetischer Speichel

Angesichts der Vielzahl an wohlschmeckenden und zugleich wirksamen Zubereitungen kommt synthetischem Speichel in der palliativen Mundpflege eine eher geringe Bedeutung zu. Viele Patient*innen lehnen die Gabe von synthetischem Speichel aufgrund des *„spuckeähnlichen Geschmacks"* ab. Bei muslimisch Gläubigen ist zu bedenken, dass mucinhaltiger Speichel aus Schweinemucosa zubereitet wird.

Anfeuchten der Raumluft

Besonders während der Heizperiode kann eine trockene Raumluft das Gefühl von Mundtrockenheit und Durst verstärken, zudem Hustenreiz auslösen. Die Luftfeuchtigkeit sollte zwischen 40 und 60 % betragen. Gemessen wird sie mit einem Hygrometer.

Hygiene

Schwerkranke und Sterbende verfügen über ein geschwächtes Immunsystem und sind anfällig für Infekte. Um einer Keimbildung entgegenzuwirken, sind laut Bedienungsanleitung die Filter der Befeuchtungsgeräte regelmäßig zu wechseln und die Flüssigkeitsbehälter vor jeder Inbetriebnahme zu desinfizieren.

Wasserzerstäuber, elektrischer Luftbefeuchter, Ultraschallvernebler, Aroma-Diffusor

Das Anfeuchten der Raumluft kann mit einem einfachen Sprühbehälter aus Kunststoff oder mithilfe eines elektrischen Luftbefeuchters erfolgen. Zum Einsatz kommen auch Aroma-Diffusoren, die die Luft anfeuchten und zugleich den Raum durch Beigabe eines ätherischen Öls beduften. Zu bedenken ist, dass das Verströmen eines ätherischen Öls zeitlich auf höchstens 15 Minuten begrenzt ist, damit es zu keiner dauerhaften Beduftung und Wirkung des ätherischen Öls auf Körper und Psyche kommt. Eine Zeitschaltuhr erinnert an das Ausschalten eines Aroma-Diffusors. Danach sollte der Raum gelüftet werden.

Feucht-nasse Tücher, Zimmerbrunnen

Wenn auch seitens der Krankenhaushygiene im Hinblick auf das Aufhängen von feucht-nassen Tüchern und das Aufstellen von Zimmerbrunnen hygienische Bedenken bestehen, befürworten diese Möglichkeit der Raumbefeuchtung jedoch die Patient*innen mit Mundtrockenheit sehr. In der häuslichen Pflege können diese altbewährten Hilfen unter Berücksichtigung einiger weniger Hygiene-Aspekte dennoch eingesetzt werden.

Als sehr erfrischend erleben Schwerkranke, insbesondere wenn sie eine erhöhte Körpertemperatur und/oder über trockene Schleimhäute und Lippen klagen, das Aufhängen feucht-nasser Tücher. Diese werden in unmittelbarer Nähe des Bettes platziert, z. B. über eine Sessellehne gehängt. Auch hier ist zu beachten, dass die Tücher, nachdem sie angetrocknet sind, aus dem Krankenzimmer entfernt und mit etwa 95 °C gewaschen werden. Keinesfalls darf ein Tuch ein zweites Mal angefeuchtet werden. Es darf auch nicht das gleiche Wasser ein zweites Mal zum Befeuchten eines Tuches verwendet werden.

Weitere Hilfen ...

◊ Haferschleim von sämiger Konsistenz

◊ Leinsamenschleim: Hierzu werden zwei bis drei Esslöffel eines geschroteten oder zerkleinerten speziellen Leinsamens (Linusit-Leinsamen) am Abend zuvor in 250 bis 500 Milliliter Wasser eingeweicht. Morgens wird das Gemisch kurz aufgekocht. Mit einem Mulltuch wird der Schleim vom Leinsamen getrennt. Der Schleim wird in eine Thermosflasche gefüllt und handwarm über den Tag verteilt getrunken. Im Handel sind Teeaufgussbeutel mit Leinsamenschleim erhältlich.

◊ Manche Patient*innen erfahren Erleichterung durch das schluckweise Trinken von leicht gesalzenem Wasser oder einer Bouillon.

Lippenpflege

Fette Pflanzenöle

Fette Pflanzenöle können tröpfchenweise auf die trockene Mundschleimhaut geträufelt werden und trockene Lippen und Mundwinkel intakt und geschmeidig halten. Sie werden aus ölhaltigen Pflanzen, aus deren Samen, Früchten oder Kernen gewonnen. Pflanzliche Öle entstehen beispielsweise auch aus dem Fruchtfleisch von Sanddornbeeren und Oliven. Mandelöl entsteht durch Kaltpressung der reifen und süßen Samen des Mandelbaumes, lat. *„Pruncus dulcis"*. Der Gehalt an Ölsäure liegt zwischen 62 und 86 %, der Anteil an Linolsäure zwischen 20 und 30 %.

Qualitätsbestimmende Faktoren: Anbau, Ernte und Ölgewinnung

Sowohl der Anbau, konventionell oder biologisch/ökologisch, der Reifegrad, die Ernte als auch die Art der Herstellung bestimmen die Qualität fetter Pflanzenöle. Im biologischen Anbau kommen im Gegensatz zum konventionellen Anbau keine chemischen Pflanzenschutzmittel zum Einsatz.

Verzicht auf raffinierte fette Öle

Industriell hergestellte Speiseöle entstehen entweder im Zuge von „Extraktion" oder „Heißpressung". Bei der Extraktion wird das Öl mithilfe eines Lösungsmittels, z. B. Leichtbenzin, aus dem Pflanzenrohstoff herausgezogen. Bei der Heißpressung wird das Öl erhitzt und anschließend unter hohem Druck vom Rohmaterial abgepresst. Im Zuge der „Raffination" (Reinigungsverfahren) werden Lösungsmittel wieder entfernt. Raffinierte Öle erfahren Qualitätseinbußen in Hinblick auf Vitamine, auf den Gehalt an ungesättigten Fettsäuren und anderen gesundheitsfördernden Inhaltsstoffen.

Einsatz hochwertiger Pflanzenöle

Für den Einsatz im Rahmen der Pflege bei Oligosialie und Xerostomie bei schwerkranken Menschen sollten ausschließlich kalt gepresste oder native Pflanzenöle in der Apotheke oder im Naturkostladen gekauft werden, um eine hohe Produktqualität sicherzustellen. Je nach Geschmacksvorlieben kann das

Öl von Oliven, den Früchten des Arganbaumes, Sanddornbeeren, Wal- oder Erdnüssen, Weizenkeimen oder Sesamfrüchten verwendet werden.

Haltbarkeit und Lagerung

Je höher der Anteil an ungesättigten Fettsäuren ist, desto hochwertiger ist das Öl, desto begrenzter jedoch seine Haltbarkeit, die zwischen sechs und zwölf Monaten liegt. Ungesättigte Fettsäuren reagieren empfindlich, werden rasch ranzig, wenn sie mit Sauerstoff in Kontakt kommen. Die Öle sollten kühl, lichtgeschützt und gut verschlossen aufbewahrt werden.

Olivenöl entsteht durch Kaltpressung und Kaltextraktion

Kaltpressung und Kaltextraktion sind schonende mechanische Verfahren zur Ölgewinnung. Die Rohstoffe nativer Öle, „nativ" bedeutet „naturbelassen", werden weder vor- noch nachbearbeitet. Um die Kostbarkeit von hochwertigen Pflanzenölen für die Pflege der Lippen und des Mundes hervorzuheben, wird beispielhaft die Herstellung von Olivenöl durch die beiden Verfahren erklärt.

In Griechenland wird Olivenöl noch traditionell hergestellt. Bei der Kaltpressung wird die Paste unter Druck gesetzt, um das Öl herauszupressen. Oliven werden durch einen Luftstrom zunächst von den Zweigen und Blättern gelöst. Danach werden die Früchte gewaschen und im Cruncher samt den Kernen zu einem Brei gemahlen. Der Brei wird mit Wasser vermengt und gut verrührt. Danach wird der Brei erhitzt, jedoch muss die Temperatur unter 27 °C liegen. Bei der Kaltpressung entscheidet die Temperatur maßgeblich über die Qualität des Öls. Andere Öle, die kalt gepresst werden, können bis zu maximal 40 °C erhitzt werden. In einem weiteren Schritt wird die Olivenmaische auf „Flechtmatten" verteilt, die übereinandergestapelt werden. Bei dieser ersten Fraktion trieft unter dem Druck des Eigengewichts der Matten das erste und sehr hochwertige Öl heraus. Eine hydraulische Presse fördert mit hohem Druck das gesamte Öl zutage, das aus den Flechtmatten gepresst und in einem Auffangbecken gesammelt wird. Nun muss es mithilfe des „Ölabscheiders" vom Wasser getrennt werden, wodurch die „erste Pressung" erfolgt ist und „Virgin Olive Oil" produziert wurde. Der Preis ergibt sich aus dem Säuregrad des Öls. Je geringer der Säuregehalt ist, desto höher ist die Ölqualität (Zieger, 2013). Hochwertige Olivenöle haben einen Säuregehalt zwischen 0,2 und 0,6.

Bei der Kaltextraktion wird die warme Olivenmaische in einer Zentrifuge von Wasser und Pirina getrennt. „Pirina" ist das wertvolle Nebenprodukt der Olivenölherstellung. Es enthält viel Olivenöl, das durch Hitze und Chemikalien extrahiert und anschließend raffiniert wird, um für den Verzehr geeignet zu sein. Bei diesem Prozess entsteht das Graulat „Pirinox", das zum Heizen verwendet wird.

„Natives Olivenöl extra" ist die Bezeichnung für Olivenöl in höchster Qualität. Die Bezeichnung „extra" verweist auf den besten Geschmack und auf die Zusammensetzung der Inhaltsstoffe. Olivenöl besteht zu 95–98 % aus Triglyceriden, das sind an Glycerin gebundene Fettsäuren.

Arganöl

Dieses Öl wird aus den Früchten des Arganbaumes gewonnen. Der Baum, lat. *„Argania spinosa"* wird auch als „Eisenholzbaum" bezeichnet und gehört zu den Seifenbaumgewächsen. Der Arganbaum bildet erstmals nach etwa 50 Jahren und dann nur alle zwei Jahre Früchte. Die Lebensdauer dieses besonderen Gewächses liegt durchschnittlich bei 100 bis 200 Jahren. Es gibt sogar Exemplare, die bis zu 400 Jahre alt sind.

Das Öl wird auch „goldenes Öl" der Marokkaner genannt. Vor Tierfraß ist der Baum durch Dornen geschützt, weshalb nur Dromedare die Blätter fressen können, weil das Maul innen mit einer Hornschicht ausgekleidet ist. Auch Ziegen fanden einen Weg, um Blätter und Früchte zu verzehren. Der Baum wird bis zu zehn Meter hoch und wächst unter wüstenähnlichen Bedingungen in einem Gebiet im südwestlichen Marokko, das von der UNESCO 1998 zum Biosphärenreservat erklärt wurde (Schleicher, 2004, S. 7–8). Dieses Projekt zum Schutz des bedrohten Baumbestandes fördert die Herstellung und Vermarktung des Öls mit einer eigens gegründeten Frauengenossenschaft. Das Öl wird traditionell durch Handarbeit gewonnen. Nach der Ernte werden die Früchte an der Luft getrocknet und anschließend geschält. Der Fruchtkern wird mit einem Stein von Hand zerschlagen. Die freigelegten ölhaltigen Argansamen werden auf offenem Feuer geröstet. Mit einer handbetriebenen Steinmühle werden die gerösteten, teilweise auch ungerösteten Samen zu einer breiigen Paste vermahlen. Das Öl wird in einem weiteren Schritt herausgepresst. Diese Pressung erfolgt mechanisch. Auf die Beigabe chemischer Zusätze wird verzichtet. Um einen Liter Arganöl zu gewinnen, werden etwa 20 Kilogramm Argansamen und die Tagesarbeit einer Person benötigt.

Das Öl enthält etwa 80 % ungesättigte Fettsäuren. Der hohe Gehalt an Vitamin E in Form von Tocopherolen schützt den Säuremantel der Epidermis, fördert die Geschmeidigkeit trockener Haut und beruhigt gereizte und juckende Hautpartien. Der Anteil an Vitamin E ist im Vergleich zum Olivenöl etwa doppelt so hoch. Es ist weitgehend duft- und geschmacksneutral, weshalb es von den Patient*innen zur Lippenpflege gerne angenommen wird. Das Öl muss trocken und bei Temperaturen zwischen 10 bis 10 °C gelagert werden.

Kalter Ölauszug – selbst hergestellt

Bei einem Ölauszug, auch „Öl-Mazerat", werden die in Öl löslichen Wirkstoffe einer Pflanze mithilfe fetter Pflanzenöle kalt ausgezogen. Die Pflanzenteile können frisch oder getrocknet verwendet werden. Welke Teile müssen aussortiert werden.

Materialien: Für einen selbst hergestellten Ölauszug benötigt man das Pflanzenmaterial, ein Schraubglas, ein hochwertiges Pflanzenöl, einen Kaffee- oder Teefilter und dunkle Glasflaschen zur Aufbewahrung der fertigen Öle.

Vorgehensweise: Das Schraubglas wird etwa dreiviertel voll mit Pflanzenmaterial befüllt, mit dem fetten Pflanzenöl übergossen und luftdicht verschlossen. Bei Zimmertemperatur und bei indirekter Sonneneinstrahlung lässt man es etwa vier bis sechs Wochen stehen. Einmal täglich sollte der Inhalt im Glas sanft geschwenkt werden. Falls sich am Deckel Kondenswasser gebildet hat, muss der Deckel gereinigt werden. Das fertige Öl wird mit einem Filter vom Pflanzenmaterial getrennt. Bevor es in Braunglasflaschen abgefüllt wird, sollte es noch einige Stunden ruhen, damit kleine Schwebstoffe auf den Boden sinken können.

Pflanzenteile: Für ein Öl-Mazerat können die Blüten von Ringelblumen oder jene des Johanniskrauts verwendet werden. Johanniskraut hat eine photosensibilisierende Wirkung, weshalb nach Verwendung direkte Sonneneinstrahlung vermieden werden sollte.

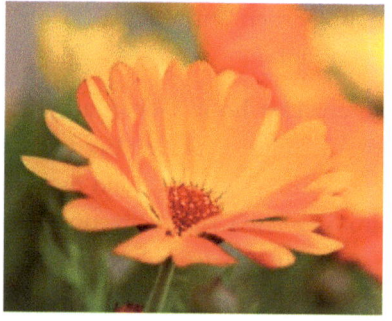 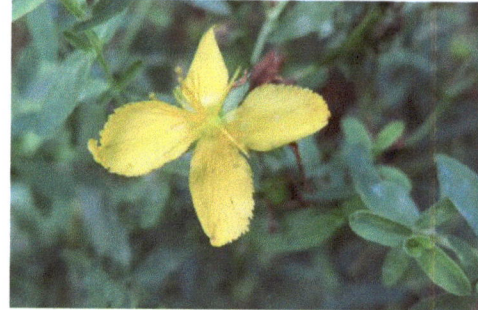

Abbildung 22: Ringelblume („*Calendula officinalis*") und Johanniskraut („*Hyperikum perforatum*")

Lippenpflegesalbe – selbst hergestellt

Schwerkranke Menschen sind im Laufe einer Erkrankung mit vielfachen körperlichen Symptomen konfrontiert, weshalb sie mehrere Arzneimittel benötigen. Erhalten die Patientinnen und Patienten ein Pflegeangebot, das pflanzlich
und somit „natürlich" ist, nehmen sie dieses dankbar an. Lippensalben können
einfach, aus Ringel- oder Lavendelblüten oder aus Gänseblümchen selbst hergestellt und in kleine Behälter abgefüllt werden.

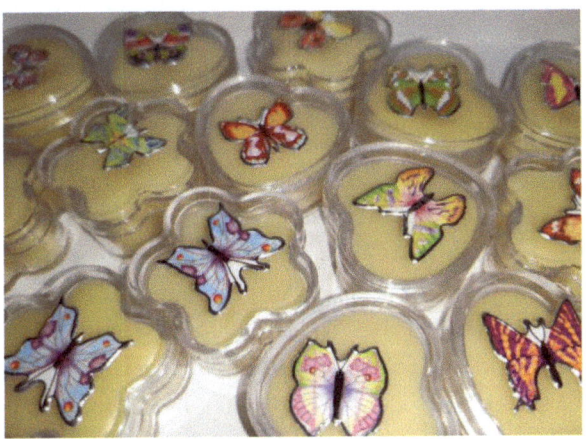

Abbildung 23: Lippenbalsam, abgefüllt in kleine Gebinde

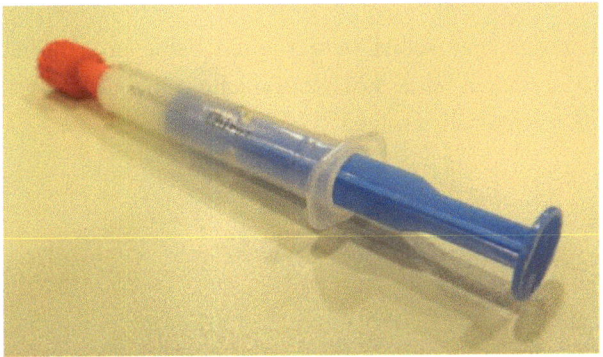

**Abbildung 24: Ein Balsam kann auch in einen verschließ-
baren Spritzezylinder gefüllt werden, wodurch eine hygienische Entnahme gewährleistet ist**

Nachstehend wird beispielhaft der Prozess der Salbenherstellung mit Gänseblümchen erklärt.

Gänseblümchensalbe mit ätherischem Öl und/oder Vitamin E

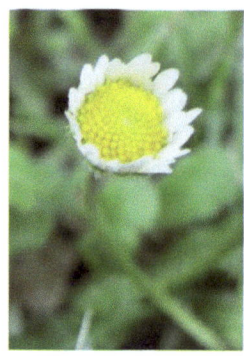

Materialien: 100 Gramm Öl-Mazerat aus Gänseblüm-
chen, 5 g Konsistenzgeber, z. B. Kakaobutter, Sheabut-
ter oder Bienenwachs (erhältlich im Reformhaus).
Carnaubawachs ist eine Alternative zu tierischem
Wachs. Die zusätzliche Beigabe von 10 g Wollwachs
(Lanolin) erhöht die Streichfähigkeit der Salbe. Der
Salbe können ein bis zwei Tropfen ätherisches Öl bei-
gemengt werden.

Vorgehensweise: Aus Gänseblümchen wird zunächst ein
Öl-Mazerat hergestellt. In einem feuerfesten Glas werden das Gänseblümchen-Mazerat, der Konsistenzgeber
und das Lanolin im Wasserbad vorsichtig erwärmt und
gerührt. Bevor die Mischung in Salbentiegel gefüllt wird,

**Abbildung 25: „*Bellis
perennis*", das Gänse-
blümchen**

wird eine Konsistenzprobe auf einem gekühlten Teller durchgeführt. Wenn die
Salbe streichfähiger sein soll, kann noch etwas Öl-Mazerat beigegeben werden.
Ist die Salbe zu flüssig, kann sie mit Wachs eingedickt werden. Zuletzt wird das
ätherische Öl beigemengt. Alternativ und für die Pflege der Lippen besonders
geeignet können auch einige Tropfen Vitamin E beigefügt werden.

Um die Haltbarkeit einer selbst hergestellten Salbe zu erhöhen, müssen die
verwendeten Materialien eine höchstmögliche Qualität aufweisen. Die Ar-
beitsweise muss hygienisch erfolgen.

Honig und Honigprodukte

Cremehonig ist für die Pflege trockener Lippen und Mundwinkel sehr beliebt.

Manukahonig

An der TU Dresden (2015) wurde die antibakterielle Wirksamkeit von Manukahonig auf eine Verbindung namens Methylglyoxal zurückgeführt. Honig enthält üblicherweise Wasserstoffperoxid, das durch die Beigabe des Enzyms Glucose-Oxidase durch die Bienen entsteht. Dieses Enzym bewirkt, dass sich geringe Mengen Wasserstoffperoxid aus dem Zucker im Honig bilden, was die antiseptische Wirkung erklärt. Manukahonig enthält hingegen als wesentlichen Inhaltsstoff neben Zucker das nicht-peroxidisch und antibakteriell wirksame Zuckerabbauprodukt Methylglyoxal, das sich erst nach der Aufnahme des Nektars durch die Bienen und den Transport in den Bienenstock bildet. Je nach Konzentration, die im Manukahonig generell relativ hoch ist, wirkt es ebenfalls antiseptisch (TU Dresden, 2015).

Lippenpflegestifte

Lippenpflegestifte sollten nie direkt mit der Haut in Berührung kommen. Um Bakterien und Viren fernzuhalten, sollte der Balsam eines Stiftes mit dem sauberen Finger entnommen und dann erst auf die Lippen aufgetragen werden.

Auf Basis von fetten Pflanzenölen oder Bienenwachs

Lippenpflegestifte werden auf Basis von fetten Pflanzenölen, Mandelöl oder Jojobawachs, Sheabutter oder mit Bienenwachs als Grundlage angeboten. Vor Anwendung von Produkten auf Basis von Bienenwachs müssen eventuelle Allergien erfragt werden.

Unter Beigabe von ätherischen Ölen

Lippenpflegestifte könnten mit ätherischen Ölen angereichert sein, beispielsweise mit Palmarosa, Benzoe (das Harz des Benzoebaumes) oder dem neuseeländischen Teebaumöl.

Ätherisches Palmarosaöl, „*Cymbopogon martinii*", wird durch Wasserdampfdestillation aus einem blühfähigen Gras gewonnen. Es enthält 75–95 % Geraniol, weshalb es an den Duft von Rosen und Geranien erinnert.

Der Benzoebaum wird auch als „Styraxbaum" bezeichnet; die lat. Bezeichnung des ätherischen und nach Vanille duftenden Öls lautet „*Styrax tonkinensis*", das aus dem Harz des Baumes gewonnen wird. Der Baum wächst im asiatischen Raum.

Das ätherische Öl des Manukabaumes („*Leptospermum scoparium*"), ein Myrtengewächs, wird aus den Blättern der Neuseelandmyrte durch Wasserdampfdestillation gewonnen und wirkt ähnlich wie Teebaumöl, weshalb es auch als „neuseeländisches Teebaumöl" bezeichnet wird. Eine Besonderheit dieses Öls liegt darin, dass es im Vergleich zu anderen Teebaumölen drei Triketonen aufweist: Flaveson, Isoletospermon und Leptospermon. Es wirkt antibakteriell, antifungal, desinfizierend, entzündungshemmend und beugt Lippenherpes vor.

Rezept für einen pflegenden Lippenbalsam

Zutaten:

◊   5 Gramm Mandelöl

◊   5 Gramm Jojobaöl

◊   5 Gramm Bienenwachs

◊   10 Gramm Kakao- oder Sheabutter

◊   ggf. 100 % ätherisches Öl, z. B. Mandarine

Herstellung: Im warmen Wasserbad und unter Rühren werden die Öle und das Bienenwachs geschmolzen. Dann wird Kakao- oder Sheabutter und evtl. ein Tropfen ätherisches Öl beigefügt. Statt des ätherischen Mandarinen-Öls könnte auch das Mark einer Vanilleschote beigefügt werden. Nach dem Erkalten wird der Balsam in einen Tiegel mit Schraubverschluss gefüllt.

Mundpflege in den letzten Lebensstunden

Da Angehörige oftmals große Sorge um das Verdursten der Sterbenden haben, wird in diesem Kapitel auf den Zusammenhang zwischen Flüssigkeitsgabe, Durstgefühl und Mundpflege eingegangen.

Zusammenhang zwischen Flüssigkeitszufuhr, Durstgefühl und Mundpflege

Flüssigkeitsbedarf Sterbender

Ein ausgewogener Flüssigkeitshaushalt stellt in der Betreuung Sterbender kein erstrebenswertes Ziel dar. Zum Flüssigkeitsbedarf Sterbender gibt es unterschiedliche Einschätzungen, doch bewegen sich diese allesamt zwischen 500 und 1.000 Milliliter innerhalb von 24 Stunden. Je mehr Anzeichen von Überwässerung[11] zu beobachten sind, desto weniger Flüssigkeit sollte zugeführt werden.

Es sollten, sofern die Sterbenden dies zulassen, Maßnahmen zur Befeuchtung der Mundschleimhaut und zur Aufrechterhaltung geschmeidiger Lippen durchgeführt werden. Zur Linderung des Durstgefühls reichen kleinste Mengen Flüssigkeit. Da Sterbende überwiegend über den Mund atmen, sollte die Befeuchtung in sehr kurzen Zeitabständen erfolgen, da die Schleimhaut schon nach wenigen Atemzügen wieder austrocknet. Wenn ein Mensch schläft, der Mund offen steht, Lippen und Mundschleimhaut ausgetrocknet sind, dann nimmt er das Durstgefühl nicht wahr, weshalb man ihn deswegen auch nicht wecken sollte. Der Schlaf ist eine Quelle der Erholung, um in den zunehmend kürzer werdenden Wachphasen das Leben mit dem gegenwärtig Gebotenem noch wahrnehmen und ausschöpfen zu können.

Wenn sterbende Menschen an einem flüssigkeitsgetränkten Schaumstoffstäbchen regelrecht gierig saugen, ist dies Ausdruck des Bedürfnisses nach einer

---

[11] Anzeichen von Überwässerung sind beispielsweise ein rasselndes Atemgeräusch, das subjektive Gefühl von Atemnot und Angst, Flüssigkeitsansammlung in Geweben, Lungen und Bauchraum.

Intensivierung der Befeuchtung der Mundschleimhaut. Dann kann man davon ausgehen, dass die Betroffenen durstig sind und einen höheren Bedarf an Flüssigkeit haben bzw. die Befeuchtung engmaschiger erfolgen sollte.

Im eigenen Körperwasser ertrinken!?

Ich erinnere eine hochbetagte Frau, die mit massiver Atemnot in das Krankenhaus eingeliefert wurde. Sie befand sich im Sterbeprozess und war massiv überwässert. Die Beine waren ödematös geschwollen. Ein lautes brodelndes rasselndes Geräusch begleitete den schweren Atem und angstvoll war ihr ganzer Ausdruck, was verständlich war, denn sie drohte, im eigenen Wasser zu ertrinken. Dennoch wurde ihr Nahrung und Flüssigkeit über eine künstliche Magensonde verabreicht. Erst nachdem jegliche Flüssigkeitszufuhr beendet und somit auch die PEG-Sonde ruhend gestellt wurde, entspannte sich die Situation im Laufe der folgenden Tage. Die Dame konnte wieder freier durchatmen, die körperliche Erschöpfung wich und sie fühlte sich erleichtert.

Der leichte Wassermangel erleichtert das Sterben

Obig geschilderte Situation ist ethisch wie rechtlich nicht zu rechtfertigen! Dass all jene Maßnahmen, die einen Sterbeprozess unnötig belasten oder gar verlängern, zu unterlassen sind, stellt in der Betreuung sterbender Menschen ein ethisches Leitprinzip dar. Ein sterbender Körper kann oral bzw. subkutan aufgenommene Flüssigkeitsmengen oftmals wegen der zunehmenden Organinsuffizienzen nicht mehr verstoffwechseln. Würde man Flüssigkeit zuführen, als wäre der Organismus jung und vital, würde dies dennoch zu keiner ausgewogenen Stoffwechselbilanz führen. Ganz im Gegenteil: Man würde die Sterbenden körperlich und psychisch erheblich belasten und ein friedvolles Ableben wäre unter diesen Bedingungen nicht möglich. Wissend, dass ein Mensch den Sterbeprozess im Zustand des leichten Flüssigkeitsmangels, der Dehydratation, friedvoller erleben kann, ist spätestens bei der Bildung von Wasseransammlungen in Geweben, ebenso in Lunge oder Bauch, bei Zunahme der trachealen Sekretion, bei einer erschwerten Atmung bzw. beim subjektiven Gefühl von Atemnot eine Reduzierung bzw. Unterlassung der Flüssigkeitsgabe in Erwägung zu ziehen. Zudem führt ein leichter Wassermangel zur Ausschüttung endogener Opioide. Das sind körpereigene Peptide, die morphinähnliche

Wirkungen an Opioidrezeptoren entfalten und schmerzlindernd und stimmungsaufhellend wirken.

Lange Sterbeprozesse erfordern ein tägliches Neueinschätzen in Bezug auf die Flüssigkeitsgabe, die Gesamtsituation berücksichtigend!

Keinesfalls hat jedoch die Entscheidung hin zu einer reduzierten bzw. unterlassenen Flüssigkeitsgabe Endgültigkeitscharakter. Da Sterbeprozesse individuell unterschiedlich verlaufen und es durchaus auch Tage der Stabilisierung bzw. Verbesserung des Befindens geben kann, ist täglich neu einzuschätzen, ob wieder ein Substitutionsversuch unternommen werden sollte oder nicht. Dann sind unbedingt kleine Mengen an Flüssigkeit in Form von Lieblingsgetränken anzubieten.

Mehr Lebensqualität durch Verzicht auf parenterale Ernährung

Abschließend sei auf die Schlussfolgerungen einer Studie von McCann und Kollegen (1994) hingewiesen: Wird bei an Demenz erkrankten Menschen auf die Gabe von Flüssigkeit und Nahrung über eine PEG-Sonde verzichtet und stattdessen oral und nur bei einem Verlangen danach gereicht, bedeutet dies keine Einbuße an Lebensqualität. Die Erkrankten empfinden kein Durstgefühl. Jedoch, und dies ist sehr wichtig, ist eine kontinuierliche, sorgfältige und wohlschmeckende Mundpflege und -befeuchtung der Mundschleimhaut zu gewährleisten (ebd., S. 1263). Untersuchungen der Forschergruppe um Wansink und Kollegen (2005) ergaben, dass die künstliche Ernährung die Lebenszeit weder verlängert noch die Lebensqualität der Patientinnen und Patienten verbessert.

Ein informatives Gespräch mit einem Angehörigen, der Sorge hat, die Mutter könnte qualvoll verdursten

An- und Zugehörige, die Sorge und Gewissenslast wegen des Risikos des *„qualvollen Verdurstens"* der Erkrankten haben, brauchen verständliche Informationen über den Zusammenhang zwischen Mundpflege, Durstgefühl und Flüssigkeitsgabe.

Folgende Formulierungen könnten zur Begleitung besorgter Angehöriger verwendet werden, ohne dabei den Begriff der „passiven Sterbehilfe" verwenden zu müssen, der häufig aufgrund von fehlerhaftem Halbwissen unnötigerweise Ängste schürt.

Eine ruhige Gesprächsatmosphäre und eine empathische Haltung der Pflegeperson gegenüber den Angehörigen sind bedeutsam. Zentrale Inhalte des Gespräches beziehen sich auf das wahrhaftige Thematisieren des Sterbeprozesses, auf die Erklärung des Zusammenhangs zwischen Flüssigkeitsbedarf, -gabe und Durstgefühl und ggfs. auf Möglichkeiten der Einbindung der Angehörigen in die Pflege.

Nachstehend ist das informierende Gespräch einer Pflegeperson mit dem Sohn einer schwerkranken Patientin, die zunehmend schwächer wurde und von sich aus Flüssigkeit ablehnte, nachzulesen:

Sorge und Klage der An- und Zugehörigen

Angehöriger: *„Wenn meiner Mutter keine Flüssigkeit mehr verabreicht wird, dann stirbt sie doch! Ohne Flüssigkeit kann sie doch nicht leben! Ist es denn überhaupt erlaubt, dass die Flüssigkeitsgabe eingestellt wird?"* Zudem beschäftigte ihn, ob seine Mutter *„qualvoll verdursten muss?"*

Schaffung einer angenehmen Gesprächsatmosphäre

Pflegeperson: *„Danke, weil Sie sich mit dieser Sorge an mich wenden. Ich werde Ihnen hierzu Wesentliches erklären, und Sie können mir jede Frage stellen. Darf ich Ihnen zuvor noch eine Tasse Tee oder Kaffee anbieten?"*

Die Sorge des Angehörigen wird ernst genommen; sie erfahren Empathie und Wertschätzung

Pflegeperson: *„Ihre Sorge ist verständlich und zeigt, wie sehr Sie um das Wohlbefinden Ihrer Mutter bemüht sind".*

Rückblick auf den Krankheitsverlauf

Pflegeperson: *„Ihre Mutter wurde in den letzten Tagen immer schwächer. Die Beinödeme haben zugenommen. Sie wollte das Bett nicht mehr verlassen, war nur kurzzeitig wach, äußerte keinen Essenswunsch und sprach kaum noch. Nur der Befeuchtung des Mundes mit gekühlten Fruchtsäften und der Pflege der Lippen stimmte sie noch zu. Manchmal verlangte sie nach einem kühlen Apfelmus. "*

Wahrhaftiges Thematisieren des Sterbeprozesses

Angehöriger: *„Das stimmt. Aber von so wenig kann sie doch nicht leben!",* dabei auf den Mikrozerstäuber blickend.

Pflegeperson: *„Ja. Das ist ein verständlicher Wunsch, dass Ihre Mutter noch länger leben soll, dass sie wieder kräftiger wird und Sie sich mit ihr in gewohnter Weise unterhalten können. Die Lebenszeit Ihrer Mutter, so schwer es auch fällt, dies anzuerkennen, ist sehr begrenzt. Die Schwäche, die veränderte Atmung und die Wasseransammlungen in den Beinen deuten darauf hin. Und Sie spüren wohl, dass die Zeit zum Abschied nehmen gekommen ist. "*

Bedeutsam sind Gesprächspausen und die Frage danach, ob das Gesagte für den Angehörigen nachvollziehbar ist

Pflegeperson: *„Es ist ein natürliches Zeichen in dieser Lebensphase, dass Menschen keinen Hunger mehr verspüren, weil sie Nahrung nicht mehr verstoffwechseln können. Ähnlich verhält es sich auch mit der Gabe von Flüssigkeit. Die Beinödeme weisen darauf hin, dass die Flüssigkeit im Körper nicht mehr ausgeschieden werden kann. Würde man dem Körper die Menge an Flüssigkeit zumuten, die wir Gesunde zu uns nehmen, würden wir Ihre Mutter sehr belasten. "*

Verständliche Erklärung relevanter Aspekte bzgl. des Zusammenhangs
zwischen Flüssigkeitsgabe und Durstgefühl

Pflegeperson: *„Vielleicht klingt das für Sie zunächst ein wenig seltsam: Gerade durch die Rücknahme – also nicht durch die Vornahme – der Flüssigkeitszufuhr kann Ihre Mutter einen friedvolleren Sterbeprozess erleben. Aus langjähriger Erfahrung wissen wir, dass das liebevolle Unterlassen in dieser Lebensphase gewiss mehr zur Lebensqualität der Mutter beiträgt. Viele Studien haben dies bestätigt. Wir wissen heute: Indem wir Ihrer Mutter Überwässerung ersparen, tun wir ihr Gutes.“*

Eine wertvolle Selbsterfahrung

Pflegeperson: *„Ich möchte Ihnen den Zusammenhang zwischen Durstgefühl und Flüssigkeitsgabe spürbar näherbringen. Sie können die Wirkung der Befeuchtung der Mundschleimhaut durch eine einfache Übung an sich selbst erfahren: Bitte atmen Sie etwa fünf Mal über den offenen Mund tief ein und aus, so wie Ihre Mutter dies auch tut. Sie werden sogleich ein Durstgefühl verspüren und dies, obwohl sie gewiss genügend Flüssigkeit in Ihrem Körper haben. Die Befeuchtung des Mundes mit einem wohlschmeckenden Getränk genügt, um den Durst zu lindern. Sie können also beruhigt sein: Wenn wir den Mund befeuchten, verspürt Ihre Mutter keinen Durst, unabhängig vom Flüssigkeitsgehalt im Körper.“*

Einladung zur Mitwirkung am Pflegeprozess

Pflegeperson: *„Wenn Sie wollen, könnten Sie mit einem Mikrozerstäuber Ihrer Mutter wohlschmeckende Flüssigkeiten verabreichen. Die Flüssigkeit, der Ananassaft zum Beispiel, wird dabei fein zerstäubt, sodass sie sich nicht verschlucken kann. Die Lippen könnten Sie mit einer Lippenpomade salben, damit sie geschmeidig bleiben. In dieser Weise können Sie für Ihre Mutter auch da sein und ihr sehr viel Gutes tun.“*

Kleine Begriffskunde

Aromatogramm

Welches ätherische Öl zu welchem Zweck und bei welchen Mikroorganismen effektiv eingesetzt werden kann, wird durch ein Aromatogramm ermittelt (Melzig, 2018).

Frischpflanzenpresssaft

Ein Frischpflanzenpresssaft entsteht durch Zerkleinern und anschließendem Pressen frischer Pflanzen bzw. Pflanzenteile mithilfe eines Entsafters. Der Saft sollte frisch verwendet werden. Möchte man aus Wurzeln und ganzen Kräutern einen Saft bereiten, müssen die Pflanzenteile zunächst zerkleinert in etwas Wasser aufweichen, ehe man sie auspressen kann. Der Saft wird vom Pflanzenmaterial abgefiltert und durch Erhitzung oder durch die Beigabe von Ethanol stabilisiert (Kooperation Phytopharmaka, 2019a; Pahlow, 2001, S. 32).

Hydrolat/aromatisiertes Wasser

Das Hydrolat ist ein wässriges Destillat, das nach der Wasserdampfdestillation und nach Abtrennung des ätherischen Öls zurückbleibt. Hierzu zählen zum Beispiel Lavendel-Hydrolat und Orangenblütenwasser (ISO 9235:2013).

Instant-Tee

Diese Darreichungsform enthält wesentliche Wirkstoffe in Form von wasserlöslichem Pulver oder Granulat. Der Vorteil liegt in der raschen Zubereitung, nachteilig erweist sich der hohe Zuckergehalt, ebenso die geringere Qualität des Pflanzenmaterials. Mittlerweile stehen wenig gesüßte Instant-Tees der Sorte Fenchel, Anis und Kümmel, ebenso Ingwer, zur Verfügung.

Multitarget

Eine Pflanze beinhaltet stets ein Gemisch an chemischen Inhaltsstoffen, die eine heilende Wirkung ermöglichen und gemäß der „Multitarget-Theorie" an Rezeptoren, Enzymen, Membranen und an der DNA der Zellen wirksam werden. Pflanzliche Arzneimittel sind genuine Vielstoffgemische (Saller & Melzer, 2013, S. 1). Multi-Target-Drogen weisen ein vielschichtiges Wirkprofil auf, deren partielle Wirkweisen gleichzeitig an verschiedenen Wirkorten auftreten

(Schwabl & Vennos, 2006, S. 213). Das Spezifikum pflanzlicher Arzneimittel besteht in ihrem breiten Spektrum an antimikrobiellen Stoffen, die als Multi-Target-Wirkstoffe unspezifisch eine Vielzahl von Stoffwechselvorgängen und biologischen Strukturen von Mikroorganismen beeinflussen, etwa die Zell-membranen von Bakterien oder Pilzen (Melzig, 2018, S. 17–18). Das Heil-bzw. Arzneimittel wirkt also zumeist nicht selektiv, sondern eher multifokal. Die Vorteile in der Behandlung von multimorbiden Patient*innen durch Arz-neien mit breiter biologischer Aktivität liegen darin, dass deren Krankheiten auf dem komplexen Zusammenspiel vielfacher Targets beruhen (Saller & Mel-zer, 2013, S. 1). Teegemische bestehen aus mehreren Einzeldrogen. Für eine Multi-Target-Therapie können sie ad hoc individuell zusammengestellt werden (Kubelka, 2017, S. 6).

Pflanzenmonografie

Pflanzenmonografien informieren auf wissenschaftlicher Basis über die wirk-samkeitsbestimmenden Inhaltsstoffe, Wirkungen und Nebenwirkungen, Wirkmechanismen, Anwendungsgebiete, Gegenanzeigen, Interaktionen, Do-sierungen und Darreichungsformen einer Pflanze (Eltbogen, 2012, S. 8).

Pflanzliche Arzneimittel

Pflanzliche Arzneimittel sind all jene, die ausschließlich Wirkstoffe aus einem Stoff oder mehreren pflanzlichen Stoffen, eine oder mehrere Zubereitung(en) oder einen oder mehrere solcher pflanzlichen Stoff(e) in Kombination mit einer oder mehreren solcher pflanzlichen Zubereitung(en) enthalten (AMG, 1983, § 1, Abs. 23; Richtlinie 2004/24/EG, S. 86). Die Pharmakodynamik, ein Teilgebiet der Pharmakologie, untersucht, wie ein Pharmakon auf einen Orga-nismus wirkt.

Pflanzliche Stoffe

Pflanzliche Stoffe sind alle vorwiegend ganzen, zerkleinerten oder geschnitte-nen Pflanzen, Pflanzenteile, Algen, Pilze, Flechten in unverarbeitetem Zustand, gewöhnlich in getrockneter Form, zuweilen auch frisch. Bestimmte pflanzliche Ausscheidungen, die keiner speziellen Behandlung unterzogen wurden, gelten ebenfalls als pflanzliche Stoffe. Pflanzliche Stoffe sind durch den verwendeten Pflanzenteil und die botanische Bezeichnung nach dem binomialen System

(Gattung, Art, Varietät und Autor*in) genau definiert (AMG, 1983, § 1, Abs. 21; Richtlinie 2004/24/EG, S. 86).

Pflanzliche Zubereitungen

„Pflanzliche Zubereitungen" sind Zubereitungen, die dadurch hergestellt werden, dass pflanzliche Stoffe Behandlungen wie Extraktion, Destillation, Pressung, Fraktionierung, Reinigung, Konzentrierung oder Fermentierung unterzogen werden. Diese umfassen zerriebene oder pulverisierte pflanzliche Stoffe, Tinkturen, Extrakte, ätherische Öle, Presssäfte und verarbeitete Ausscheidungen von Pflanzen (AMG, 1983, § 1, Abs. 22; Richtlinie 2004/24/EG, S. 86).

Pomade

Eine Pomade ist ein parfümiertes Fett, das durch „kalte" oder „heiße Enfleurage" von Pflanzenblüten gewonnen wird. Bei der kalten Enfleurage diffundiert der duftende Bestandteil einer Blüte direkt in das Fett, bei der heißen Enfleurage kommt es zur Digestion oder Immersion der Blüten in das geschmolzene Fett (ISO 9235:2013).

Stoffe, die gemäß Arzneimittelgesetz keine Arzneimittel sind

Hierzu zählen:

◊ natürliche Heilvorkommen und Produkte aus einem natürlichen Heilvorkommen gemäß § 42a Abs. 2 KAKuG (1957), sofern nicht deren Zusammensetzung durch die Beifügung von Stoffen mit Einfluss auf die Wirksamkeit verändert wurde oder aufgrund der Wissenschaften auch bei bestimmungsgemäßem Gebrauch unerwünschte Wirkungen beim Menschen zu erwarten sind,

◊ Stoffe oder Zubereitungen aus Stoffen, die ausschließlich prophylaktischen Zwecken dienen, um Krankheitserreger, Parasiten oder körperfremde Stoffe abzuwehren, zu beseitigen oder unschädlich zu machen, sofern ihre Anwendung und Wirkung auf die gesunde Haut und deren Anhangsgebilde beschränkt sind und sofern sie nicht zur Anwendung an der Patientin/am Patienten vor operativen oder anderen medizinischen Eingriffen, die eine Desinfektion der Haut voraussetzen, bestimmt sind,

◊ Stoffe oder Zubereitungen aus Stoffen, die ausschließlich dazu bestimmt sind, nach komplementärmedizinischen Methoden angewendet zu werden, sofern sie weder dazu dienen noch dazu bestimmt sind, die Zweckbestimmungen des Abs. 1 zu erfüllen, es sei denn, es handelt sich um Stoffe oder Zubereitungen aus Stoffen, die nach homöopathischen Grundsätzen und Verfahrenstechniken hergestellt sind (AMG, 1983, § 3).

◊ Unter anderem sind „Stoffe" (AMG, 1983, § 1 (4), Pkt. 2) *„Pflanzen, Pflanzenteile und Pflanzenbestandteile in jeglicher Form, einschließlich durch Extraktion gewonnene Stoffe.*" Gemäß AMG (1983, § 1 (4a)) sind *„Wirkstoffe"* Stoffe oder Gemische von Stoffen, die dazu bestimmt sind, bei der Herstellung eines Arzneimittels verwendet zu werden und bei ihrer Verwendung in der Arzneimittelherstellung zu arzneilich wirksamen Bestandteilen des Arzneimittels zu werden.

Tinktur

Gemäß ISO (9235:2013) ist eine Tinktur eine Lösung, die durch Mazeration eines natürlichen Rohstoffs in Alkohol mit unterschiedlichen Konzentrationen oder in Wasser gewonnen wird. Nicht gut wasserlösliche, lipophile Wirkstoffe werden auf diese Weise aus einer Arzneidroge extrahiert.

Bei der Tinktur, lat. „*Tinktura*", wird ein Teil Arzneidroge mit fünf oder zehn Teilen Alkohol extrahiert. Die Inhaltsstoffe werden um das 5- bis 10-fache verdünnt, beispielsweise mit Ethanol 70 %. Ihre Konzentration ist also höher als beim Teegetränk. Daher muss die Einzelgabe niedriger sein. Sie liegt zwischen 20 Tropfen und 10 Milliliter, das sind zwei Teelöffel (Kubelka, 2017, S. 6).

Nach Abfiltern der extrahierten Droge bleibt ein Teil des Alkohols in der Tinktur zurück. Sie kommt innerlich zur Anwendung, indem sie tropfenweise auf Zucker oder in Wasser eingenommen wird. Für die Pflege der entzündeten Mundschleimhaut wird Myrrhen- oder Arnikatinktur (Kooperation Phytopharmaka, 2019a), ebenso Ringelblumentinktur verwendet. Zu beachten ist eine eventuelle Überempfindlichkeit gegen die Wirkstoffe von Korbblütlern.

Trocken- und Fluidextrakt

Das Trockenextrakt, lat. „*Extractum siccum*", ist eine feste Drogenzubereitung in Form von Pulver, Tabletten, Dragees oder Kapseln. Die Droge wird mit einem Lösungsmittel, dies ist meistens Wasser oder Alkohol, extrahiert und wieder verdampft. Die Konzentration an Wirkstoffen ist im Extrakt höher als in der Droge. Trockenextrakte neigen durch die Bindung von Feuchtigkeit zum Verklumpen (Kooperation Phytopharmaka, 2019a). Der Wirkstoffgehalt des flüssigen Fluidextraktes ist höher als der einer Tinktur.

Abkürzungen

AMG	Arzneimittelgesetz Österreich
BGF	Botanischer Garten Freiburg
BN	Bundesamt für Naturschutz
CLP	Classification, Labelling and Packaging; Einstufung, Kennzeichnung und Verpackung
CLP-VO	Verordnung der Europäischen Union über die Einstufung, Kennzeichnung und Verpackung von Stoffen und Gemischen
DWDS	Digitales Wörterbuch der deutschen Sprache
ECHA	European Chemicals Agency; Europäische Chemikalienagentur
EMA	European Medicines Agency; Europäische Arzneimittel-Agentur
ESCOP	European Scientific Cooperative on Phytotherapy; Dachverband nationaler europäischer Gesellschaften für Phytotherapie
GHS	Globally Harmonized System of Classification, Labelling and Packaging of Chemicals; global harmonisiertes System zur Einstufung und Kennzeichnung von Chemikalien der Vereinten Nationen
GuKG	Gesundheits- und Krankenpflegegesetz
GewO	Gewerbeordnung
HMPC	Committe on Herbal Medicinal Products; Ausschuss für pflanzliche Arzneimittel
KAKuG	(Österreichisches) Bundesgesetz über Krankenanstalten und Kuranstalten
ÖGPhyt	Österreichische Gesellschaft für Phytotherapie
ÖGwA	Österreichische Gesellschaft für wissenschaftliche Aromatherapie und Aromapflege
PEG	Perkutane endoskopische Gastrostomie
WHO	World Health Organisation

Literatur

Ackenheil, M., Klußmann, R. & Weslack, W. (1998). Psychosomatische Medizin. Ein Kompendium für alle medizinischen Teilbereiche. Berlin: Springer.

Al-Zahrany, M. S., Bissada, N. F. & Borawski, E. A. (2003). Obesity and periodontal disease in young, middle-aged, and older adults. In: Journal of Periodontology, 74(5), 610–615.

Allen, W. E., DeNardo, L. A., Chen, M. Z., Lio, C. D., Loh, K. M., Fenno L. E., Ramakrishnan, C., Deisseroth, K. & Luo, L. (2017). Thirst-associated preoptic neurons encode an aversive motivational drive. In: Science, 357(6356), 1149–1155.

BGF (2019). Botanischer Garten Freiburg. Albert-Ludwigs-Universität Freiburg. Verfügbar unter https://www.botanischer-garten.uni-freiburg.de/freiland/heilpflanzenbeete/medizinischewirksameinhaltsstoffe [08-09-2019].

BMI (2018). Alte Gefahren – neue Zeichen. Kennzeichnung von chemischen Produkten mit den Gefahrenpiktogrammen. Verfügbar unter https://www.umweltberatung.at/download/?id=Gefahren-Piktogramme-Poster-1129-umweltberatung.pdf [10-09-2019].

BN Bundesamt für Naturschutz (2014). Liste der in CITES und der VO(EG) 338/97 geschützten Holzarten. Stand 24.06.2014. Verfügbar unter https://www.bfn.de/fileadmin/MDB/documents/themen/cites/Barrierefrei-holzliste-5.pdf [22-09-2019].

Business Hub Berlin UG (2017). Geh raus. Deine Stadt ist essbar. Berlin: mundraub, smarticular.

Björnstrom, M., Axell, T. & Birkhed, D. (1990). Comparison between saliva stimulants and saliva substitutes in patients with symptoms related to dry mouth. A multi-centre study. In: Swedish Dental Journal, 14(4): 153–161.

Conill, C., Verger, E., Henríquez, I., Saiz, N., Espier, M., Lugo, F. & Garrigos, A. (1997). Symptom prevalence in the last week of life. In: Journal of pain Symptom Management, 14: 328–331.

Delli, K., Spijkervet, F. K. L., Kroese, F. G. M., Bootsma, H. & Vissink, A. (2014). Xerostomia. In: Monographs in Oral Science, 24: 109–125.

DWDS (o. J.). Der deutsche Wortschatz von 1600 bis heute. Worterklärung „ätherisch". Verfügbar unter https://www.dwds.de/wb/%C3%A4therisch [03-09-2019].

ECHA European Chemicals Agency (2019). Einstufung von Stoffen und Gemischen; Kennzeichnung und Verpackung. Verfügbar unter https://echa.europa.eu/de/web/guest/regulations/clp/legislation [10-09-2019].

Eisenbrand, G. & Schreiner, P. (Hrsg.) (2006). RÖMPP Lexikon Lebensmittelchemie. Stuttgart: Thieme.

Eltbogen, R. (2012). Was ist Phytotherapie? In: Zeitschrift Phytotherapie Austria, 3/6: 8.

EMA European Medicines Agency (2019). Committe on Herbal Medicinal Products (HMPC). Verfügbar unter https://www.ema.europa.eu/en/committees/committee-herbal-medicinal-products-hmpc [03-09-2019].

ESCOP European Scientific Cooperative on Phytotherapy (2019). European Scientific Cooperative on Phytotherapy. Verfügbar unter http://escop.com/ [03-09-2019].

Fröhlich, A. (1998). Basale Stimulation – das Konzept. Düsseldorf: Selbstbestimmtes Leben.

Haneke, E. (1980). Zungen- und Mundschleimhautbrennen. München: Hanser.

Hillmann, K.-H. (1994). Wörterbuch der Soziologie. Stuttgart: Kröner.

ISO 9235:2013 (o. J.). Natürliche aromatische Rohstoffe – Vokabular. Verfügbar unter https://www.iso.org/obp/ui/#iso:std:iso:9235:ed-2:v1:de [12-09-2019].

Johnson, G., Barenthin, I. & Westphal, P. (1984). Mouthdryness among patients in longterm hospitals. In: Gerodontology 3, 197–203.

Kenhub (2019). Anatomie, Histologie, Schnittbildanatomie. CT, MRT & RÖNTGEN: Leipzig. Verfügbar unter https://www.kenhub.com/de [09-09-2019].

Knöss, W. (2014). Monographien als Richtschnur. Pflanzliche Arzneimittel. In: Pharmazeutische Zeitung, 13. Verfügbar unter https://www.pharmazeutische-zeitung.de/ausgabe-132014/monographien-als-richtschnur/ [10-09-2019].

Kooperation Phytopharmaka (2019a). Phytotherapie. Verfügbar unter http://www.arzneipflanzenlexikon.info/phytotherapie.php [02-09-2019].

Kooperation Phytopharmaka (2019b). Kommission E. Verfügbar unter http://www.arzneipflanzenlexikon.info/kommission-e.php [02-09-2019].

Kooperation Phytopharmaka (2019c). Nachzulassung. Verfügbar unter http://www.arzneipflanzenlexikon.info/nachzulassung.php [02-09-2019].

Kooperation Phytopharmaka (2019d). European Scientific Cooperative on Phytotherapy (ESCOP). Verfügbar unter http://www.arzneipflanzenlexikon.info/escop.php [02-09-2019].

Kooperation Phytopharmaka (o. J.). Phytotherapie. Pflanzliche Arzneimittel erfolgreich anwenden. Pflanzen helfen heilen. Broschüre. Verfügbar unter https://www.koopphyto.org/artikelpdf/0546_642f.pdf [02-09-2019].

Kopp, B. (2012). Der Gesamtextrakt als Wirkstoff. In: Zeitschrift Phytotherapie Austria, 3/6,: 7.

Knecht, M., Hüttenbrink, K.-B. & Hummel, T. (1999). Störungen des Riechens und Schmeckens. In: Medizinische Wochenschrift, 129: 1039–1046.

Kubelka, W. (2017). Tees, Tinkturen oder Extrakte? In: Zeitschrift Phyto-Therapie Austria, 03: 6–7. Wien: Medizinisch Pharmazeutischer Verlag & ÖGphyt.

Länger, R. (2007). Der Eibisch. In: Zeitschrift Phyto-Therapie Austria, 01: 13. Wien: Medizinisch Pharmazeutischer Verlag & ÖGphyt.

Lippert, H. (2003). Lehrbuch Anatomie. München: Urban & Fischer.

Ludwig, W.-D. & Schuler, J. (2018). Der Arzneimittelbrief. Unabhängige Arzneimittelinformationen. Arzneimittelinduzierte Störungen des Geruchs- und Geschmackssinns. Berlin: Wertkreuz.

McCann, R. M., Hall, W. J. & Groth-Juncker, A. (1994). Comfort care for terminally ill patients: The appropriate use of nutrition and hydration. In: JAMA Journal of the American Medical Association, 272(16), 1263–1266.

Melzig, F. (2018). Zusammen geht es besser! Potenzial ätherischer Öle und weiterer pflanzlicher Naturstoffe in der antimikrobiellen Therapie bei Mensch, Tier und in der Desinfektion. In 33. Schweizerische Jahrestagung für Phytotherapie 2018. Ätherische Öle und ihr therapeutisches Potential. Baden. Verfügbar unter http://www.smgp.ch/smgp/homeindex/jahrestagungf/2018/dokumente/Tagungsband2018.pdf [20-10-2019].

Menche, N. (Hrsg.) (2003). Biologie. Anatomie. Physiologie. München: Urban & Fischer.

Meyer-Lückel, H. & Kielbassa, A. M. (2002). Die Verwendung von Speichelersatzmitteln bei Patienten mit Xerostomie. In: Monatszeitschrift Zahnmedizin, 112/10: 1037–1048.

Miller, E. C., Swanson, A. B., Phillips, D. H., Fletcher, T. L., Liem, A. & Miller, J. A. (1983). Structure-activity studies of the carcinogenicities in the mouse and rat of some naturally occurring and synthetic alkenylbenzene derivatives related to safrole and estragole. In: Cancer Research, 43: 1124–1134.

ÖGwA (2019). Österreichische Gesellschaft für wissenschaftliche Aromatherapie und Aromapflege. Wien. Verfügbar unter https://oegwa.at/ [09-09-2019].

ÖGPhyt (2015). Österreichische Gesellschaft für Phytotherapie. Verfügbar unter http://www.phytotherapie.at/Mundzubereitungen.final_letterhead.pdf [01-09-2019].

ÖGPhyt (2019a). Österreichische Gesellschaft für Phytotherapie. Verfügbar unter http://www.phytotherapie.at/ [03-09-2019].

ÖGPhyt (2019b). Zeitschriftenarchiv – PHYTO-Therapie Austria 2007 – 2018. Verfügbar unter http://www.phytotherapie.at/archiv_phyto_therapie_austria.htm [03-09-2019].

Pahlow, M. (2001). Das große Buch der Heilpflanzen. Gesund durch Heilkräfte der Natur. München: Gräfe und Unzer.

Pharming (2001). Kleines Wörterbuch der Pflanzenmedizin. Verfügbar unter http://www.phytotherapie.at/Pflanzenmedizin-Woerterbuch.pdf [03-09-2019].

Price, S. & Price, L. (1999). Aromatherapie. Praxishandbuch für Pflege- und Gesundheitsberufe. Bern: Hans Huber.

Pschyrembel (2004). Klinisches Wörterbuch. 260. Auflage. Berlin: de Gruyter.

Ruhl, S. (2008). Speichel. In: Zeitschrift Zahnmedizin up2date, 2, 115–140. Verfügbar unter https://www.thieme-connect.com/products/ejournals/html/10.1055/s-0028-1109087 [11-10-2019].

Saller, R. & Melzer, J. (2013). Multimorbidität und Multi-Target-Therapie in der Phytotherapie. In: Forschende Komplementärmedizin. Wissenschaft – Praxis – Perspektiven. 20/2: 1.

Schilcher, H., Kammerer, S. & Wegener, T. (2016). Leitfaden Phytotherapie. München: Urban & Fischer/Elsevier.

Schleicher, P. (2004). Argan-Öl: die heilende Wirkung des marokkanischen Goldes. Basel: südwest.

Schwabl, H. & Vennos, C. (2006). Der „multi-target"-Ansatz Tibetischer Heilmittel. Wirkmechanismen von Padma 28 im entzündlichen Geschehen am Beispiel der Arteriosklerose. In: Schweizer Zeitschrift für Ganzheitsmedizin, 18, 213–218.

Sitzmann, F. (2009). Wenn die Mikroben die Etage wechseln. Was ist sinnvoll bei der Mundpflege oral intubierter Patienten? In: Zeitschrift Intensivpflege, 17/1, 17–23. Stuttgart: Thieme. Verfügbar unter https://www.thieme-connect.com/products/ejournals/html/10.1055/s-0028-1109087 [11-09-2019].

Sobotta (2007). Bildatlas des menschlichen Körpers. Erftstadt: area.

Spektrum (1999). Lexikon der Biologie. Durst. Heidelberg: Akademischer Verlag. Verfügbar unter https://www.spektrum.de/lexikon/biologie/durst/19767 [02-07-2019].

Steflitsch, W. (2017). Aromatherapie: wann können ätherische Öle medizinisch eingesetzt werden? In: Deutsche medizinische Wochenschrift, 142/25: 1936–1942. Stuttgart: Thieme. Verfügbar unter https://www.thieme-connect.com/products/ejournals/html/10.1055/s-0043-116476 [12-09-2019].

Stratmann, U. & Mokrys, K. (2000). Mundtrockenheit – Ursachen und Symptomatik. In: Zahnärztliche Mitteilungen, 90: 62–64.

Tomia, Ch. & Dörner, T. (2009). Diagnose und Therapie des sekundären Sjögren-Syndroms bei der rheumatoiden Arthritis. In: Journal für Mineralstoffwechsel & Muskuloskelettale Erkrankungen, 16/1, 24–31.

TU Dresden (2015). Wertvollen Manuka-Honig sicher bestimmen. Verfügbar unter https://tu-dresden.de/tu-dresden/newsportal/news/manuka [23-09-2019].

TU Graz (2019). Geschichte der Technik in Graz. Ein Projekt von alumniTUGraz 1887. Die Größen der Technik. Carl von Linné. Verfügbar unter http://history.tugraz.at/besonderheiten/groessen_der_technik/linne.php [10-09-2019].

Wabner, D. & Theierl, S. (2017). Klinikhandbuch. Aromatherapie. Pflege-Therapie-Prävention. Bad Kötzing: Systemische Medizin.

Wansink, B., Painter, J. E. & North, J. (2005). Bottomless bowls: why visual cues of portion size may influence intake. In: Obesity Research & Clinical Practice, 13, 93–100.

Werner, M. & von Braunschweig, R. (2006). Praxis Aromatherapie. Grundlagen – Steckbriefe – Indikationen. Stuttgart: Haug.

WKO (2016). Berufsbild Humanenergetik. Stand vom 1. September 2016. Verfügbar unter https://www.wko.at/branchen/ooe/gewerbe-handwerk/persoenliche-dienstleister/humanenergetiker/Berufsbild-Humanenergetik-(Stand-1.9.2016).pdf [09-09-2019].

WKO (2019). Ätherische Öle. Verfügbar unter https://www.wko.at/branchen/handel/arzneimittel-drogerie-parfuemerie/merkblatt-aetherische-oele.pdf 10-09-2019].

WHO (1999). WHO monographs on selected medicinal plants. VOLUME 1. Geneva. Verfügbar unter https://apps.who.int/medicinedocs/pdf/s2200e/s2200e.pdf [03-09-2019].

Zieger, W. (2013). Olivenöl, das Gold Kretas, Teil II. Die Ölproduktion. Verfügbar unter https://www.youtube.com/watch?v=g1FtqgimnpY [21-09-2019].

Rechtsquellen

AMG (1983). Arzneimittelgesetz Österreich. Bundesgesetz vom 2. März 1983 über die Herstellung und das Inverkehrbringen von Arzneimitteln (Arzneimittelgesetz – AMG) StF: BGBl. Nr. 185/1983. Verfügbar unter https://www.ris.bka.gv.at/GeltendeFassung.wxe?Abfrage=Bundesnormen&Gesetzesnummer=10010441 [09-09-2019].

GewO (1994). Gewerbeordnung. StF: BGBl. Nr. 194/1994. Verfügbar unter https://www.ris.bka.gv.at/GeltendeFassung.wxe?Abfrage=Bundesnormen&Gesetzesnummer=10007517 [09-09-2019].

GuKG-Novelle (2016). 75. Bundesgesetz, mit dem das Gesundheits-und Krankenpflegegesetz, das Allgemeine Sozialversicherungsgesetz, das Berufsreifeprüfungsgesetz und das Ärztegesetz 1998 geändert werden. Verfügbar unter https://www.ris.bka.gv.at/Dokumente/BgblAuth/BGBLA_2016_I_75/BGBLA_2016_I_75.pdfsig [09-10-2019].

KAKuG (1957). Bundesgesetz über Krankenanstalten und Kuranstalten. StF: BGBl. Nr. 1/1957. Verfügbar unter https://www.ris.bka.gv.at/GeltendeFassung.wxe?Abfrage=Bundesnormen&Gesetzesnummer=10010285 [09-09-2019].

Richtlinie 76/768/EWG (1976). Richtlinie des Rates vom 27. Juli 1976 zur Angleichung der Rechtsvorschriften der Mitgliedstaaten über kosmetische Mittel. Verfügbar unter https://eur-lex.europa.eu/legal-content/DE/TXT/PDF/?uri=CELEX:31976L0768&from=DE [09-09-2019].

Richtlinie 2004/24/EG. Richtlinie des Europäischen Parlaments und des Rates vom 31. März 2004. Verfügbar unter https://eur-lex.europa.eu/LexUriServ/LexUriServ.do?uri=OJ:L:2004:136:0085:0090:de:PDF [03-09-2019].

Weitere Publikationen der Autorin (Auszug)

Altenpflege: wenig Zeit, viel Herz!

Aktuelle Herausforderungen für Pflegepersonen im geriatrischen Langzeitpflegebereich. Literaturanalyse und empirische Erhebungen mit dem Ergebnis eines Seminarkonzeptes für Altenpflegekräfte. Mit einem Geleitwort von Univ. Prof. Dr. Werner Lenz

Sabine Wöger

2019, 272 Seiten, Paperback ca. € 39,99, E-Book ca. € 14,99

ISBN 978-3-7481-7866-8

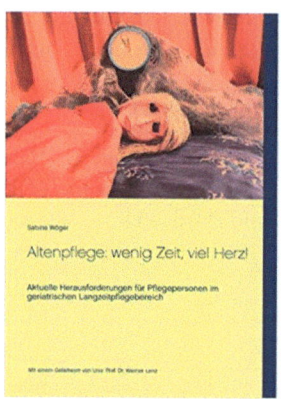

Altenpflegepersonen sind aktuell mit mehrfachen Herausforderungen konfrontiert. Neben demografisch bedingten Entwicklungen im Zusammenhang mit einer alternden Bevölkerung entwickelt sich entlang von Prognosen eine prekäre Personalsituation. Die Literaturanalyse und empirische Erhebungen zeigen, mit wie viel Engagement und Herz alte Menschen betreut werden. Die Studie resultiert in einem Seminarkonzept mit dem Schwerpunkt 'Palliative Care für Altenpflegepersonen'. Die inhaltliche und didaktische Konzeption weicht von bisherigen Bildungskonzepten insofern ab, als dass ein empirisch überprüfter, ganzheitlicher und dialogischer Ansatz priorität ist. Seminarteilnehmer*innen sollen den Prozess der Weiterbildung praxisnah und zugleich persönlich bereichernd erfahren.

Ärztlich assistierter Suizid bei Demenz!?

Eine qualitative und tiefenpsychologisch angeregte Studie mit Zugängen aus den integrativen Gesundheitswissenschaften. Einstellungen zu Demenz und ärztlich assistiertem Suizid bei Demenz vor dem Hintergrund von Biografie und Sozialisation

Sabine Wöger

2019, 496 Seiten, Paperback ca. € 34,99, E-Book ca. € 15,99

ISBN 978-3-7481-9236-7

Zunehmend ziehen Menschen in der Auseinandersetzung mit dem Krankheitsbild Demenz einen assistierten Suizid in Erwägung. Die Sorge, anderen zur Last zu fallen, dabei einen Verlust der Würde durch kognitive Beeinträchtigung, Pflegebedürftigkeit und Abhängigkeit von Lebensbedingungen und Strukturen zu erleben, sind hauptsächliche Beweggründe. Empirisch untersucht wurde, welche Erfahrungen und Wirklichkeitskonstruktionen jenen Menschen zugrunde liegen, die entweder zuversichtlich und vertrauensvoll oder angstvoll in eine von Ungewissheit geprägten Zukunft blicken, in der sie an einer Demenz erkranken könnten.

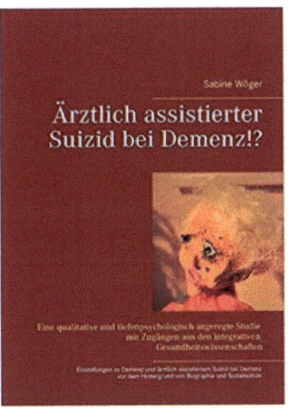

Demenz: Wissenswertes für Betroffene, Angehörige und Betreuende. 2., erweiterte Auflage

Sabine Wöger

2019, 196 Seiten, Paperback ca. € 19,50, E-Book ca. € 14,99

ISBN 978-3-7481-1105-4

Die Autorin lässt Betroffene und Angehörige von an Demenz erkrankten Menschen zu Wort kommen. Leser*innen erhalten Einblick in die Erlebens- und Gefühlswelt der Erkrankten und fachliche Informationen über das Krankheitsbild. Mit der wachsenden Fähigkeit, sich in die Erkrankten einzufühlen, kann ihr Schmerz der sozialen Einsamkeit und ebenso die Angst der Angehörigen, die Person durch geistigen Zerfall zu verlieren, gelindert werden. Ein Plädoyer für die Würde von an Demenz erkrankten Menschen und für den achtsamen Umgang der Betreuenden mit sich selbst.

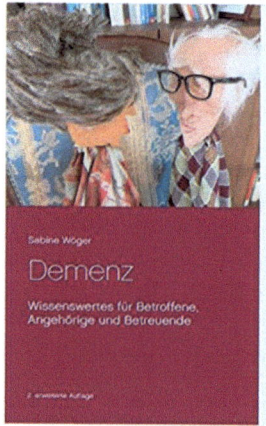

Kleine Studienhilfe zum Verfassen wissenschaftlicher Arbeiten: Praxisorientierte Grundlagen

Sabine Wöger

2019, 128 Seiten, Paperback ca. € 14,50, E-Book ca. € 9,99

ISBN 978-3-7494-4752-7

Die ‚Kleine Studienhilfe zum Verfassen wissenschaftlicher Arbeiten' gibt einen einführenden Überblick über die Prinzipien wissenschaftlicher Praxis und vermittelt grundlegendes Wissen zur Planung und Durchführung eines Forschungsprojektes. Die Studienhilfe ist eine Sammlung zentraler Erkenntnisse und Erfahrungen, welche die Autorin im Zuge ihrer eigenen wissenschaftlichen Tätigkeiten und in der Begleitung von Studierenden gewonnen hat. Wissens- und beachtenswerte Aspekte der jeweiligen Abschnitte einer wissenschaftlichen Arbeit werden erklärt und mit Beispielen anschaulich unterlegt. Ebenso wird das Zitieren aus verschiedenen Quellen thematisiert. Diese Handreichung soll ‚die Arbeit an der Arbeit' erleichtern und vor allem Begeisterung und Forschergeist wecken.

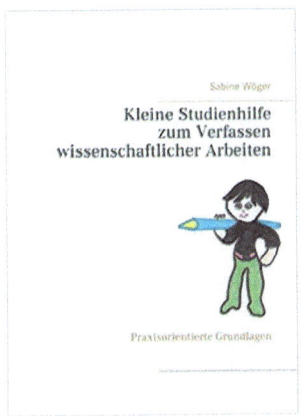

Schöpfen von Handpuppen in der Existenzanalyse und Logotherapie. Ein Buch für kreative Psychotherapeut*innen

Sabine Wöger

2019, 184 Seiten, Paperback ca. € 27,99, E-Book ca. € 14,99

ISBN 978-3-7481-9331-9

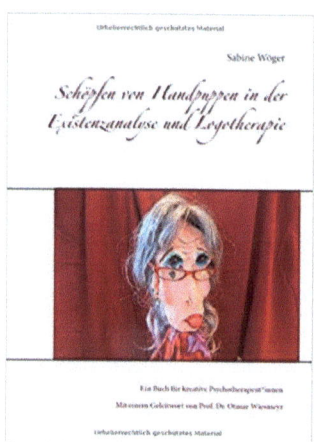

Zu bedauern sind wir dann, wenn wir das Schöpferische in uns verloren haben und wir dem Irrglauben unterliegen, dass Funktionalität und Effektivität, Standardisierung und Perfektionsstreben die Qualitätsgarantie für unser Leben sein könnten! Dieses Buch richtet sich an all jene Psychotherapeut*innen, die einen Therapieprozess durch kreativ-schöpferische Zugänge bereichern wollen. Aus dem Unbewussten werden Ressourcen, die innere Weisheit und zukunftsweisende Erkenntnisse, ,geschöpft', die in Form einer Handpuppe Gestalt bekommen. Der Schöpfungsprozess wird durch eine Selbsterfahrung auf Basis des Menschenbildes der Existenzanalyse und Logotherapie begleitet. Fallsequenzen aus der existenzanalytischen und logotherapeutischen Praxis sowie die Möglichkeit der szenischen Darstellung werden praxisnah beschrieben.